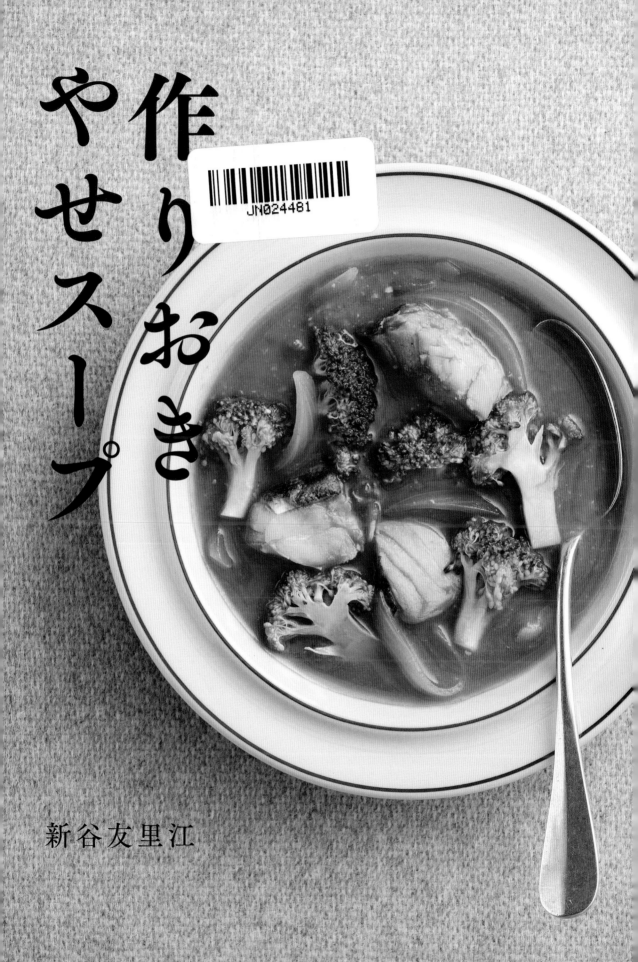

作りおきやせスープ

新谷友里江

カロリーオフやせスープ

糖質オフやせスープ

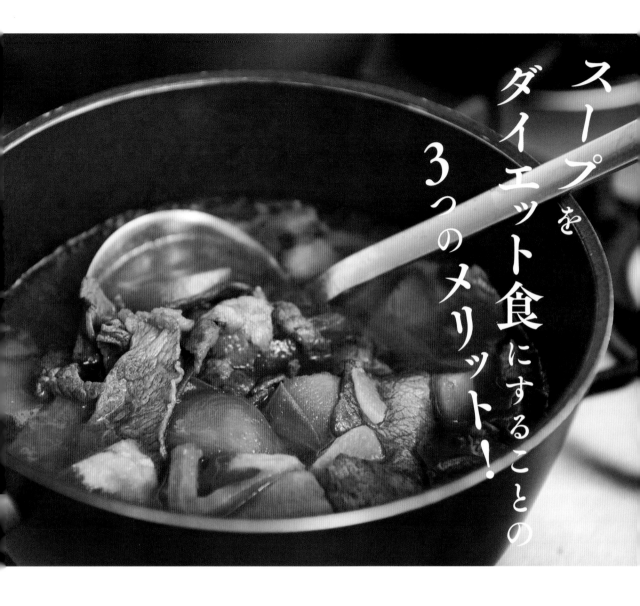

スープをダイエット食にすることの3つのメリット！

ダイエットをしていたころ、よく具だくさんのスープを作って、食べていました。野菜をたっぷり入れれば、食べごたえが出ますし、ただでさえ汁ものはおなかにたまりやすいので、十分な満足感を得ることができるからです。食べるのは決まって食事の初め。そうするとスープだけで満腹になり、自然とご飯やおかずを控えられるようになりました。おかげで半年のあいだに7kgもやせることができたのです。

スープをダイエット食にすることにはたくさんのメリットがあります。まず第一に、スープは体を温めてくれますから、代謝がよくなります。第二に野菜の多くはスープにすることでかさが減って、生で食べるよりも多くの量を摂ることができます。ダイエットをすると、どうしても食事全体の量が少なくなって、食物繊維やビタミン類などが摂りにくくなりますから、野菜がたくさん摂れるスープはその点もリカバリーできるのです。第三に、家族の食事とは別にダイエット食を用意するのはとても面倒ですが、スープであれば家族には通

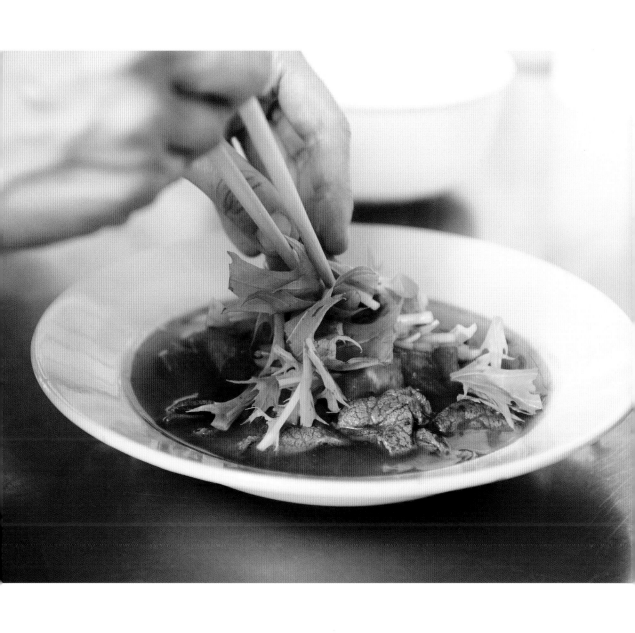

常の汁ものとして食べてもらうことができます。

本書でご紹介するのは、そんなメリットだらけの「やせスープ」です。前半は「カロリーオフ」、後半は「糖質オフ」のスープと、ご自身の体質や食生活に合わせて、使い分けられるようにしました。ともに野菜をたっぷり使っているので、体重を減らしながらも必要な栄養素はしっかり摂れるという、きれいにやせられるようなスープになっています。

しかも「作りおき」ですから、一度多めに作ってしまえば、あとは朝、昼、晩、いつでも食べることができます。これなら忙しい方でも続けやすいはずです。衛生面でもご安心を。雑菌の繁殖を防ぐため、味はしっかりめにしてあります。詳しくは6〜7ページをご覧ください。

温かいスープは、心身ともに満たしてくれる、ありがたい料理です。「やせなきゃ!」とあまり自分を追い込むのではなく、温かいスープを食べながら、ゆったりと構えて、どうぞダイエット生活を楽しんでください。

作りおきについて

◎ スープのレシピは2食分（2人分）ですが、作りおきする場合は2～3倍量にするなど、保存期間に気をつけながら、好みの量で調理してください。

◎ 量を増やすと煮立つまでに時間はかかりますが、煮る時間はレシピどおりで大丈夫です。全体に火が通るまでしっかり加熱しましょう。

◎ 保存は基本的には冷蔵ですが、冷凍できるものもあります。

◎ 各レシピに記載した保存期間はあくまでも目安です。冷蔵室や冷凍室の環境、気候、食材の鮮度などで状態が変わるため、いただくときによく確認してください。

◎ 副菜は作りおき用のレシピではありません。スープだけではもの足りないときに添えてください。

冷蔵保存

● 入れ物は、深さがあり、密閉できる保存容器がおすすめです。中性洗剤でよく洗って水けを拭き、清潔で乾いたものを使用します。材質は色やにおいがつきにくいほうろうやガラス、もしくはポリプロピレンがおすすめです。400㎖程度の保存容器に1食分ずつ入れて保存しておくのも便利です。

● スープは必ず冷ましてから冷蔵保存しましょう。温かいまま冷蔵室に入れると雑菌の繁殖の原因になります。さらに庫内の温度が上がって、ほかの食品に悪影響が出る可能性も。

● 温め直すときは鍋に移して火にかけましょう。電子レンジ対応の容器であれば電子レンジで加熱しても構いませんが、むらが出やすいので途中で一度混ぜるなどしてください。

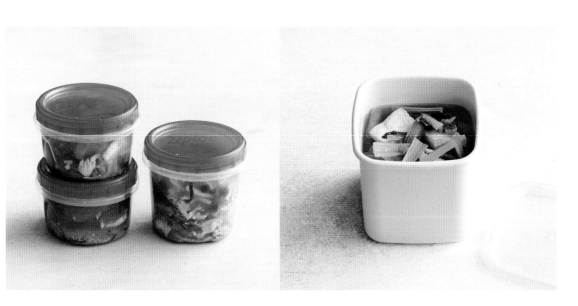

この本の決まり

・カロリーと糖質量は1食分（1人分）の数値です。「日本食品標準成分表2020年版（八訂）」に基づいて算出しています。

・電子レンジは600Wを使用しています。500Wの場合は加熱時間を1.2倍にしてください。

・大さじ1は15㎖、小さじ1は5㎖です。

・煮ている途中であく（茶色や白っぽい泡）が出てくることがあります。食材が持つ渋みやえぐみ、苦みなので、あくすくいやお玉などでそのつどすくいとるようにしてください。

・野菜などの分量は皮や種などを除いた正味量です。また、洗う、皮をむくなどの基本的な下準備を済ませてからの手順となっています。

・塩は粗塩、しょうゆは濃口しょうゆ、みそは信州みそ、酒は日本酒、みりんは本みりん、酢は米酢、砂糖は上白糖、こしょうは特に記載のない場合は白こしょう、だし汁は昆布と削り節でとったものを使用しています。

・レモンはポストハーベスト農薬不使用のものを使ってください。

冷凍保存

・スープを冷ましてから冷凍用ジッパーつき保存袋に入れ、しっかり口を閉じ、冷凍室へ移します。ステンレス製のバットにのせて移して、早く凍って、味の劣化を防ぐことができます。

・食材などによって冷凍保存できるものとできないものがあります。各レシピに記載してありますので必ず確認してください。

〈冷凍に不向きな食材〉

① 水分が多いもの（豆腐、こんにゃく、トマト、じゃがいもなど）

② 解凍時に分離するもの（豆乳など）

③ 一度冷凍した肉や魚介

・いただくときはステンレス製のバットにのせたまま冷蔵室に移して半解凍、もしくは耐熱容器に保存袋ごとのせて電子レンジで加熱して半解凍しましょう。その状態で鍋に移し、水分が蒸発しすぎないようにふたをして、弱火でゆっくり温め直します。

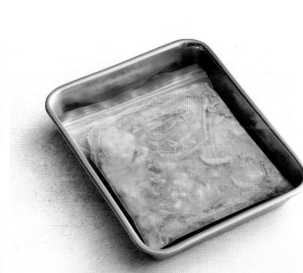

カロリーオフ

カロリーはエネルギーの単位。私たちの体を動かすもとになるものです。

ただし摂りすぎると肥満の原因に……。ここでは低カロリー・高たんぱくな

鶏胸肉、鶏ささみ、豆腐などをメインとしたスープをご紹介します。

レモンやカレー粉、しょうがなどをアクセントにして、満足度も十分です！

カロリーは1食当たり平均138kcal！

本書のレシピは具だくさんの「おかずスープ」。通常のおかずは一品当たり300〜400kcalですから、これらのスープを「主菜」にすることによって、かなりのカロリーを抑えることができます。また、「汁もの」として献立に組み込む場合でも、スープの満足度が高いぶん、主菜や主食を減らせるので、トータルでの摂取カロリーを抑えることができます。

やせスープ

低カロリー、低脂質、高たんぱくな食材をフル活用！

カロリーをダイエットのベースとして考える場合、もっとも注意すべきは「脂質」。脂質はエネルギー量が高く、また脂肪に変わりやすいという特徴があります。一方、「たんぱく質」は脂肪になりにくく、筋肉の材料となります。筋肉は代謝を上げ、多くのエネルギーを消費してくれるので、多いほどやせやすくなります。

低カロリーでも満足度の高いひと皿に！

カロリーや脂質が少ない鶏胸肉、鶏ささみ、豚もも肉を中心に、食感のある野菜やきのこ、強いうまみや香味、酸味のある食材や調味料などを組み合わせて、スープ単体でも満足感を覚えられるようなレシピにしています。あつあつのスープは早食いしにくいところも高ポイント。ゆっくりと満腹感が広がっていきます。

※極端に摂取カロリーを減らそうとすると、脂質が足りなくなることがあるので注意。1日に必要なエネルギー量の20％は脂質から摂ることが望ましいとされ、不足すると健康・美容の面でさまざまな悪影響が出ます。

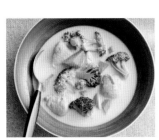

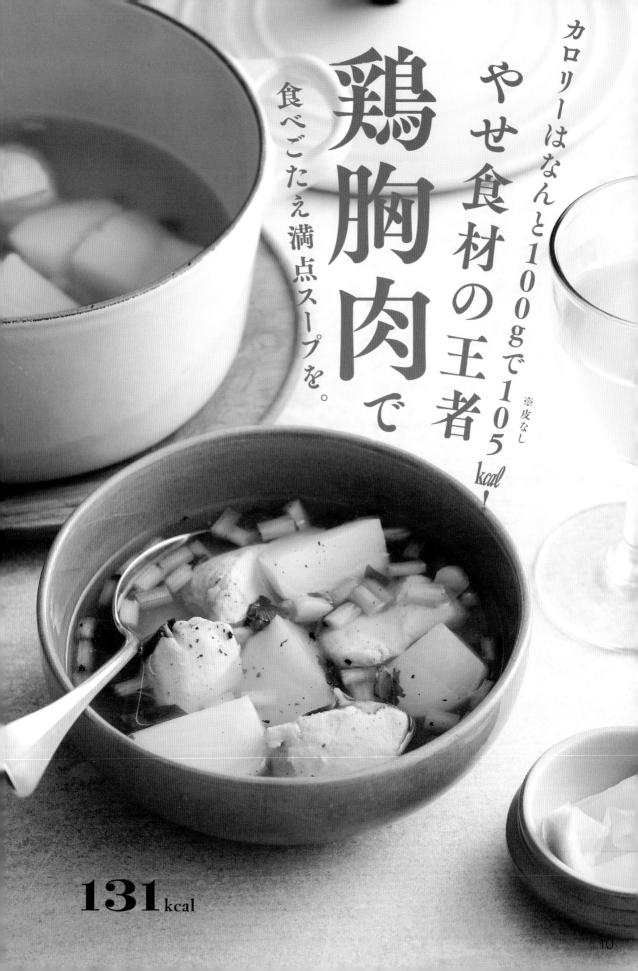

カロリーはなんと100gで105kcal！

※皮なし

やせ食材の王者

鶏胸肉で

食べごたえ満点スープを。

131kcal

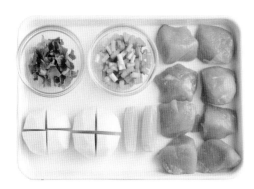

鶏胸肉とかぶの レモンスープ

ごろっと大きめに切って、下味をつけた鶏胸肉が低カロリーとは思えないほどの食べごたえを演出！皮を取り除くことでさらにカロリーオフできるんです。

材料と下準備　2食分

鶏胸肉（皮なし）… 小1枚（200g）
> ▶ 3cm角に切り、塩小さじ1/4、こしょう少々をふる

かぶの根 … 2個分（160g）
> ▶ 4つ割りにする

かぶの葉 … 1個分（40g）
> ▶ 茎と葉に切り分け、茎は長さ1cmに切り、葉は1cm四方に切る

A 水 … 400mℓ
| 白ワイン（または酒）… 大さじ1
| 塩 … 小さじ1/3

粗びき黒こしょう … 少々

レモン（くし形切り）… 2切れ

作り方

1 鍋にAを入れて中火で煮立て、鶏肉とかぶの根を加える。再び煮立ったら弱火にしてふたをし、5〜6分煮る。

2 全体に火が通ったらふたを取り、かぶの茎と葉を加えてさっと煮る。

3 いただくときに粗びき黒こしょうをふり、レモンを添えて搾る。

Note

・保存する場合は**2**で止めます。
・かぶの代わりにカリフラワーや白菜200gで作ってもおいしいです。

冷蔵保存	約**4**日
冷凍保存	約**1**か月

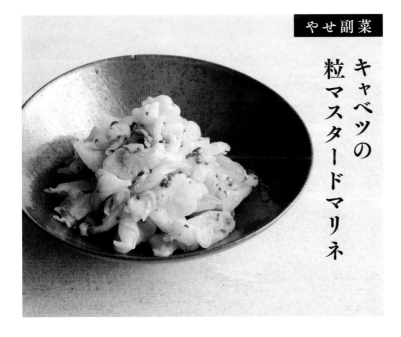

やせ副菜

キャベツの 粒マスタードマリネ

材料と下準備　2食分

キャベツ … 1/4個（300g）
> ▶ 4cm四方に切って耐熱ボウルに入れ、ふんわりとラップをして電子レンジで3分ほど加熱し、粗熱がとれたら水けを絞る

A 粒マスタード … 大さじ1/2
| オリーブオイル … 大さじ1/2
| 塩 … 小さじ1/3
| こしょう … 少々

作り方

1 ボウルに**A**を入れて混ぜ、キャベツを加えてさっとあえる。

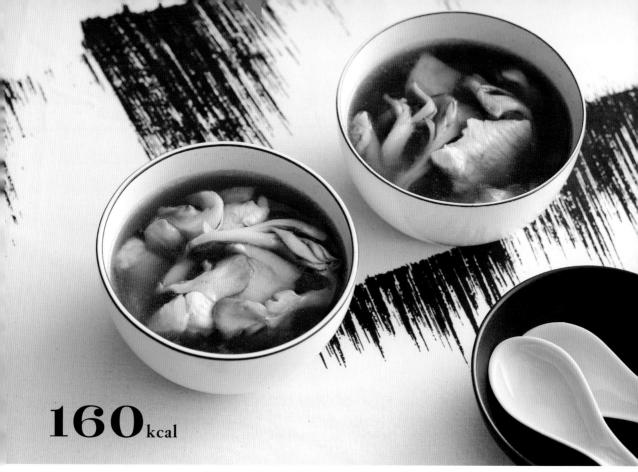

160kcal

材料と下準備　2食分

鶏胸肉（皮なし）… 小1枚（200g）
　▶ 厚さ1cmのそぎ切りにし、
　　大きい場合は長さを半分に切る

まいたけ … 1パック（100g）
　▶ 食べやすい大きさにほぐす

にんにく … 1かけ
　▶ 薄切りにする

ごま油 … 小さじ1

A 水 … 400㎖
　酒 … 大さじ1
　オイスターソース … 大さじ1
　塩 … 小さじ1/3

作り方

1 鍋にごま油とにんにくを入れて
弱火で熱し、香りが立ったら
中火にして、まいたけを炒める。

2 まいたけがしんなりしたら**A**を
加えて煮立て、鶏肉を加える。
再び煮立ったら弱火にしてふ
たをし、鶏肉に火が通るまで2
〜3分煮る。

Note

・まいたけの代わりにほかのきのこ類100g
　で作ってもOK。

中華スープ
鶏胸肉とまいたけの

鶏胸肉は最後に加えてさっと火を通すのがポイント。
やわらかく仕上がります。

冷蔵保存	約**4**日
冷凍保存	約**1**か月

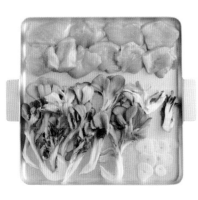

材料と下準備 2食分

鶏胸肉（皮なし）… 小1枚（200g）
　▶ 厚さ1cmのそぎ切りにし、
　　大きい場合は長さを半分に切る

卵 … 1個
　▶ 溶きほぐす

長ねぎ … 1本
　▶ 幅1cmの斜め切りにする

三つ葉 … 1/2袋（20g）
　▶ 長さ3cmに切る

A だし汁 … 400ml
　酒 … 大さじ1
　しょうゆ … 大さじ1/2
　塩 … 小さじ1/3

冷蔵保存	約**3**日
冷凍保存	約**1**か月

作り方

1 鍋に**A**を入れて中火で煮立て、長ねぎを加える。再び煮立ったら弱火にしてふたをし、3〜4分煮る。長ねぎがしんなりしたら鶏肉を加え、同様に2〜3分煮る。

2 鶏肉に火が通ったらふたを取り、三つ葉を加える。すぐに溶き卵を少しずつ回し入れ、卵がふんわり固まるまで1〜2分煮る。

Note

・長ねぎの代わりになめこやしいたけ100gでも合います。

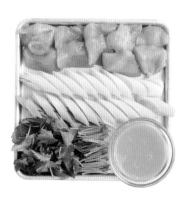

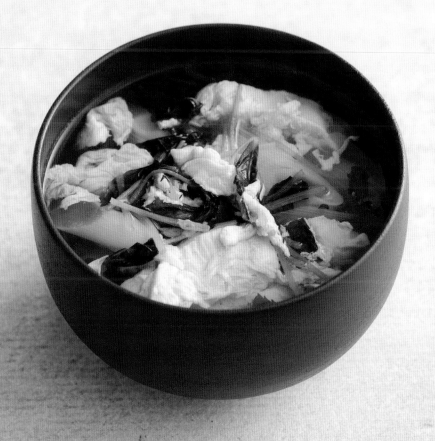

鶏胸肉と三つ葉の卵とじスープ

鶏胸肉と卵の組み合わせは、低カロリー&高たんぱくでダイエット向きです。

179kcal

材料と下準備 2食分

鶏胸肉（皮なし）… 小1枚（200g）

▶ 2cm角に切り、酒大さじ1/2、
片栗粉小さじ1をもみ込む

辛子明太子 … 1/2腹（40g）

▶ 薄皮ごと幅1cmに切り、
酒大さじ1を加えてほぐす

エリンギ … 1パック（100g）

▶ 大きいものは長さを半分に切ってから
4〜6つ割りにする

さやいんげん … 6本（50g）

▶ 長さを3等分に切る

A 水 … 400mℓ

└ しょうゆ … 小さじ1/2
└ 塩 … 少々

ごま油 … 小さじ1

作り方

1 鍋に**A**を入れて中火で煮立て、エリンギとさやいんげんを加える。再び煮立ったら弱火にしてふたをし、3〜4分煮る。

2 さやいんげんがしんなりしたら鶏肉と辛子明太子を加え、同様に2〜3分煮る。

3 鶏肉に火が通ったらふたを取り、ごま油を加える。

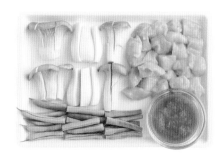

| 冷蔵保存 | 約**4**日 |
| 冷凍保存 | 約**1**か月 |

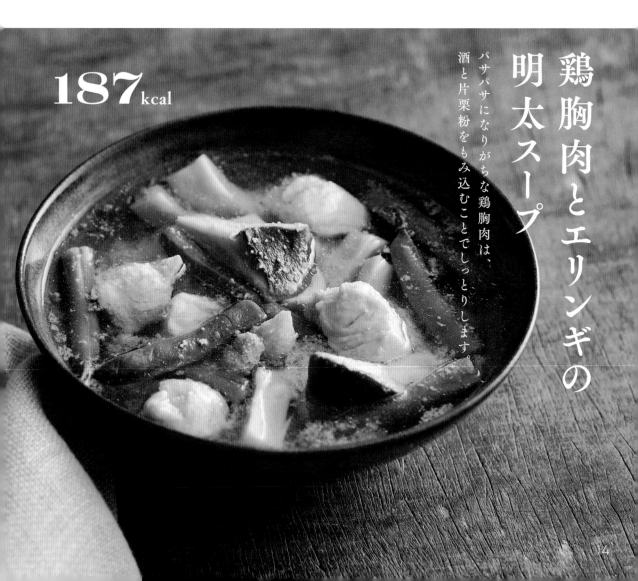

187kcal

鶏胸肉とエリンギの
明太スープ

パサパサになりがちな鶏胸肉は、酒と片栗粉をもみ込むことでしっとりします。

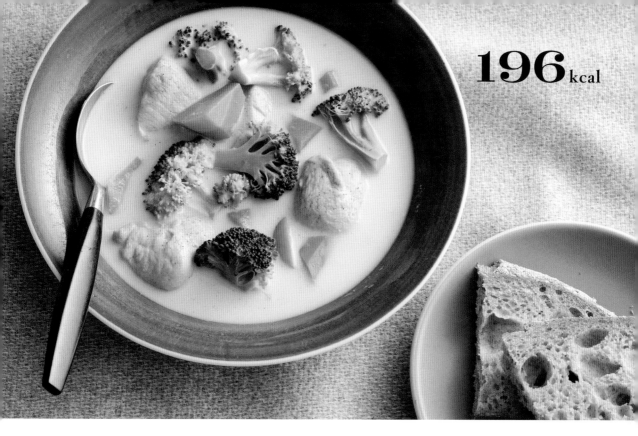

196kcal

鶏胸肉とブロッコリーのカレー豆乳スープ

ブロッコリーの代わりに同量のほうれん草や白菜でも。

具だくさんで満足度の高いカレースープ。

材料と下準備　2食分

鶏胸肉（皮なし）… 小1枚（200g）
　▶ 3cm角に切り、塩小さじ1/4、
　こしょう少々をふる

ブロッコリー … 100g
　▶ 小房に分ける

にんじん … 1/2本
　▶ 小さめの乱切りにする

A 水 … 200mℓ
　　酒 … 大さじ1
　　カレー粉 … 大さじ1/2
　　洋風スープの素（顆粒）… 小さじ1/2
　　塩 … 小さじ1/3
　　こしょう … 少々

無調整豆乳 … 200mℓ

作り方

1 鍋に**A**を入れて中火で煮立て、にんじんを加える。再び煮立ったら弱火にしてふたをし、5〜6分煮る。

2 にんじんがやわらかくなったら鶏肉を加え、同様に3〜4分煮る。

3 鶏肉に火が通ったらふたを取り、ブロッコリーを加えてさっと煮る。豆乳を加え、温める。

Note

・カロリーは少し高くなりますが、無調整豆乳の代わりに調製豆乳や牛乳で作っても構いません。

・豆乳を加えてから煮立たせると分離するので注意しましょう。

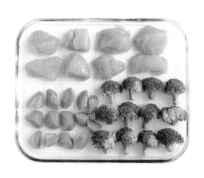

冷蔵保存	約 **3**日
冷凍保存	**不可**

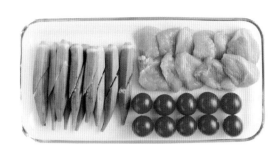

鶏胸肉、オクラ、トマトのスープ

鶏胸肉を油でさっと焼くと、香ばしさとこくが加わり、ぐんとおいしくなります。高カロリーな油は少量を上手に使いこなしましょう。

材料と下準備 2食分

鶏胸肉（皮なし）… 小1枚（200g）
　▶ 厚さ1cmのそぎ切りにし、大きい場合は長さを半分に切って塩小さじ1/4、こしょう少々をふる

オクラ … 10本
　▶ がくをむき、斜め半分に切る

ミニトマト … 10個
　▶ へたを取る

オリーブオイル … 小さじ1

A 水 … 400㎖
　白ワイン（または酒）… 大さじ1
　塩 … 小さじ1/4
　こしょう … 少々

作り方

1 鍋にオリーブオイルを中火で熱し、鶏肉を両面に薄く焼き色がつくまで焼く。

2 **A**を加えて煮立て、オクラとミニトマトを加えて2～3分煮る。

冷蔵保存	約**3**日
冷凍保存	**不可**

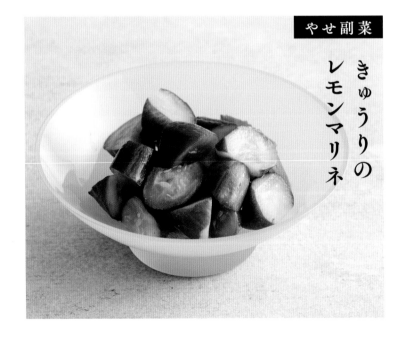

やせ副菜

きゅうりのレモンマリネ

材料と下準備 2食分

きゅうり … 2本
　▶ 小さめの乱切りにして塩小さじ1/4をまぶし、10分ほどおいてペーパータオルで水けを拭く

A レモン果汁 … 小さじ2
　オリーブオイル … 小さじ1
　塩 … 少々
　こしょう … 少々

作り方

1 ボウルに**A**を入れて混ぜ、きゅうりを加えてさっとあえる。

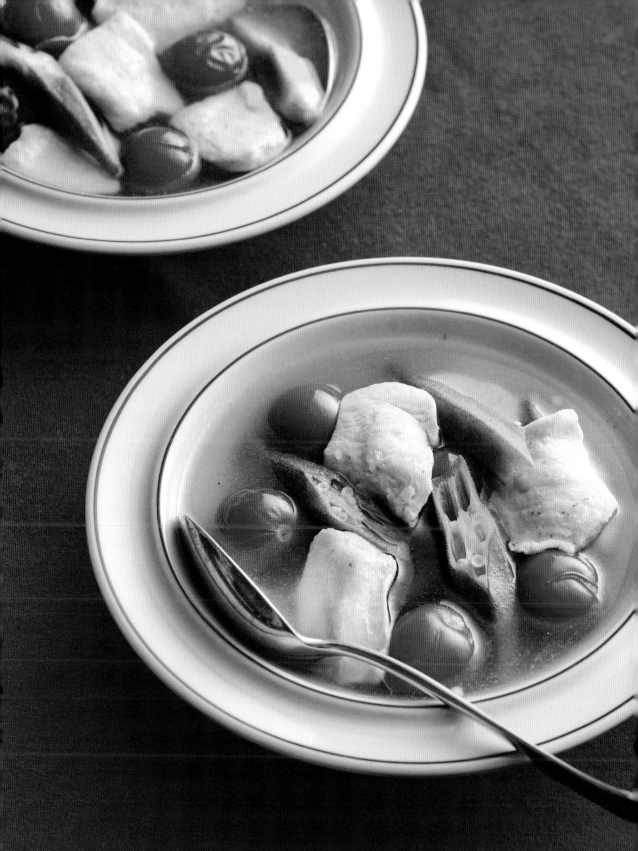

157kcal

超低カロリーな
鶏ささみは

量の調整がしやすいので
ダイエットには最適な食材!

101kcal

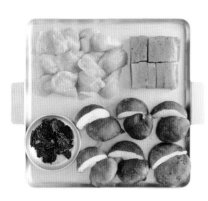

ささみ、こんにゃく、しいたけののりスープ

鶏ささみは100g当たりたった98kcal！低カロリーなこんにゃく＆しいたけと組み合わせました。トッピングの焼きのりで風味を加えます。

材料と下準備　2食分

鶏ささみ … 3本（150g）
　▶ 筋を取り、厚さ1cmのそぎ切りにする

こんにゃく（あく抜き済み）
　　… 1/2枚（100g）
　▶ 半分に切ってから幅1cmに切る

しいたけ … 6枚
　▶ 石づきを落とし、軸ごと半分に切る

だし汁 … 400mℓ

A しょうゆ … 大さじ1/2
　└ 塩 … 小さじ1/3

焼きのり（全形）… 1/4枚
　▶ ちぎる

作り方

1 鍋にだし汁を入れて中火で煮立て、こんにゃくとしいたけを加える。再び煮立ったら弱火にしてふたをし、4〜5分煮る。

2 しいたけがしんなりしたらささみを加え、同様に2分ほど煮る。

3 ささみに火が通ったらふたを取り、**A**を加えてさっと煮る。

4 いただくときにのりをのせる。

Note

・保存する場合は**3**で止めます。
・こんにゃくは冷凍すると食感が変わるため、冷蔵保存がおすすめです。

冷蔵保存	約**3**日
冷凍保存	不可

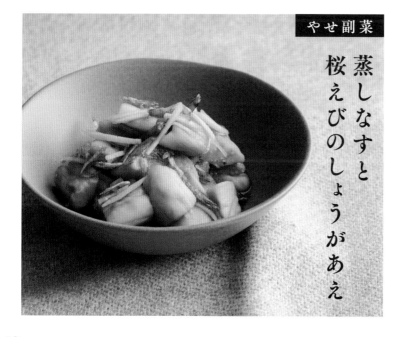

やせ副菜

蒸しなすと桜えびのしょうがあえ

材料と下準備　2食分

なす … 3本（240g）
　▶ ピーラーで縦に皮をむき、水に5分ほどさらして水けをきり、1本ずつラップで包む。耐熱皿にのせて電子レンジで5分ほど加熱し、粗熱がとれたら厚さ2cmの半月切りにする

桜えび … 大さじ1

しょうが … 1かけ
　▶ せん切りにする

めんつゆ（3倍濃縮）… 大さじ1

作り方

1 ボウルにすべての材料を入れて混ぜる。

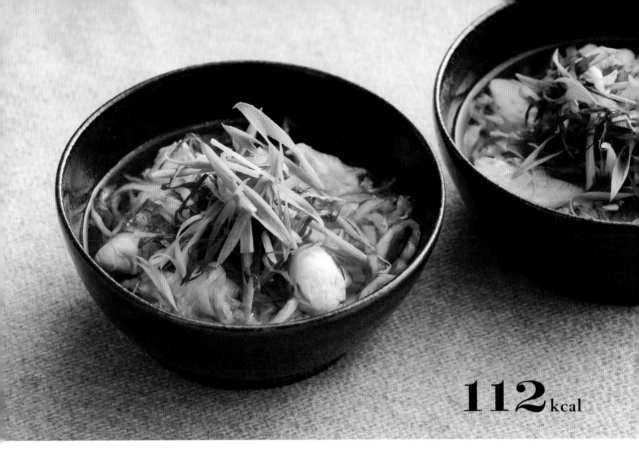

112kcal

材料と下準備　2食分

鶏ささみ … 3本（150g）
　▶ 筋を取り、厚さ1cmのそぎ切りにする
切り干し大根 … 20g
　▶ 水に15分ほどつけて戻し、
　　水けを絞って食べやすい長さに切る
だし汁 … 400mℓ
A しょうゆ … 小さじ1
　└ 塩 … 小さじ1/3
B 細ねぎ … 3本
　　▶ 斜め薄切りにする
　　しょうが … 1かけ
　　　▶ せん切りにする
　　青じそ … 3枚
　└　▶ せん切りにする
　　▶ 混ぜ合わせる

作り方

1 鍋にだし汁を入れて中火で煮
立て、ささみと切り干し大根を
加える。再び煮立ったら弱火
にしてふたをし、3〜4分煮る。

2 ささみに火が通ったらふたを
取り、**A**を加えてさっと煮る。

3 いただくときに**B**をのせる。

Note
・保存する場合は**2**で止めます。

ささみと切り干し大根の
薬味スープ

シンプルな味つけでも薬味の香りで満足度アップ！
塩分が控えめなのでむくみ予防にもなります。

| 冷蔵保存 | 約**4**日 |
| 冷凍保存 | 約**1**か月 |

ささみとパプリカのパセリスープ

大きめに切ったささみは食べごたえ満点！硬くなるので煮すぎないように気をつけましょう。

材料と下準備　2食分

鶏ささみ … 3本（150g）
　▶筋を取り、大きめのそぎ切りにして、塩小さじ1/4、こしょう少々をふる

パプリカ（赤）… 1個
　▶ひと口大の乱切りにする

パセリ（みじん切り）… 大さじ1

A 水 … 400mℓ
　白ワイン（または酒）… 大さじ1
　洋風スープの素（顆粒）
　　　… 小さじ1/2
　塩 … 小さじ1/4
　こしょう … 少々

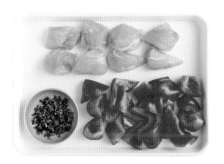

作り方

1 鍋にAを入れて中火で煮立て、ささみとパプリカを加える。再び煮立ったら弱火にしてふたをし、4〜5分煮る。

2 ささみに火が通ったらふたを取り、パセリを加える。

冷蔵保存	約4日
冷凍保存	約1か月

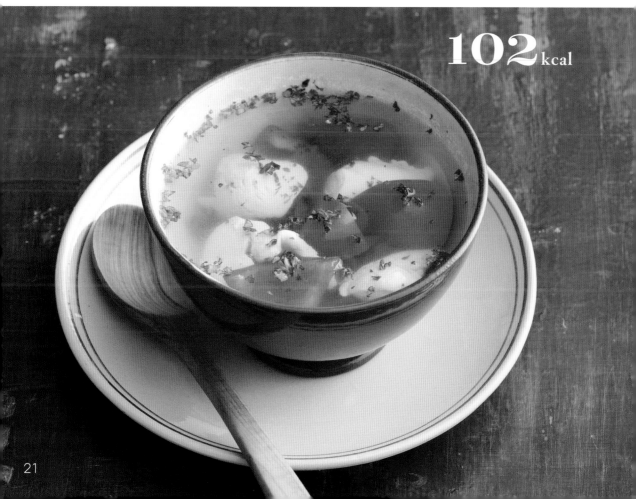

102kcal

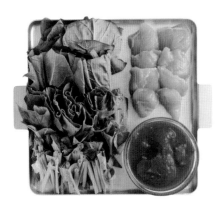

材料と下準備　2食分

鶏ささみ … 3本（150g）

▶ 筋を取り、大きめのそぎ切りにして、
塩小さじ1/4、こしょう少々をふる

ほうれん草 … 1/2束（100g）

▶ 長さ5cmに切り、
水に5分ほどさらして水けをきる

A ホールトマト缶 … 150g
　　 だし汁 … 250mℓ
　　 しょうゆ … 大さじ1/2
　　 砂糖 … 小さじ1/4
　　 塩 … 小さじ1/4

作り方

1 鍋にAを入れ、トマトの身を木
べらでつぶしながら中火で煮
立て、ささみを加える。再び煮
立ったら弱火にしてふたをし、
3〜4分煮る。

2 ささみの色が変わったらほう
れん草を加え、同様に2分ほ
ど煮る。

Note

・ほうれん草の代わりに小松菜やキャベツ
100gで作っても。

冷蔵保存	約**4**日
冷凍保存	約**1**か月

やせ副菜

ブロッコリーの
ピリ辛ソテー

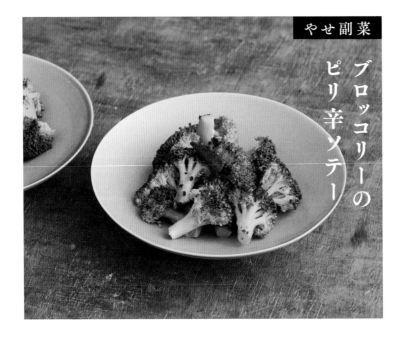

材料と下準備　2食分

ブロッコリー … 150g

▶ 小房に分ける

赤唐辛子 … 1本

▶ 半分にちぎって種を取る

オリーブオイル … 小さじ1

A 塩 … 小さじ1/4
　　 粗びき黒こしょう … 少々

作り方

1 フライパンにオリーブオイル
を中火で熱し、ブロッコリー
と赤唐辛子を炒める。ブロッ
コリーに火が通ったら
Aを加え、さっと混ぜる。

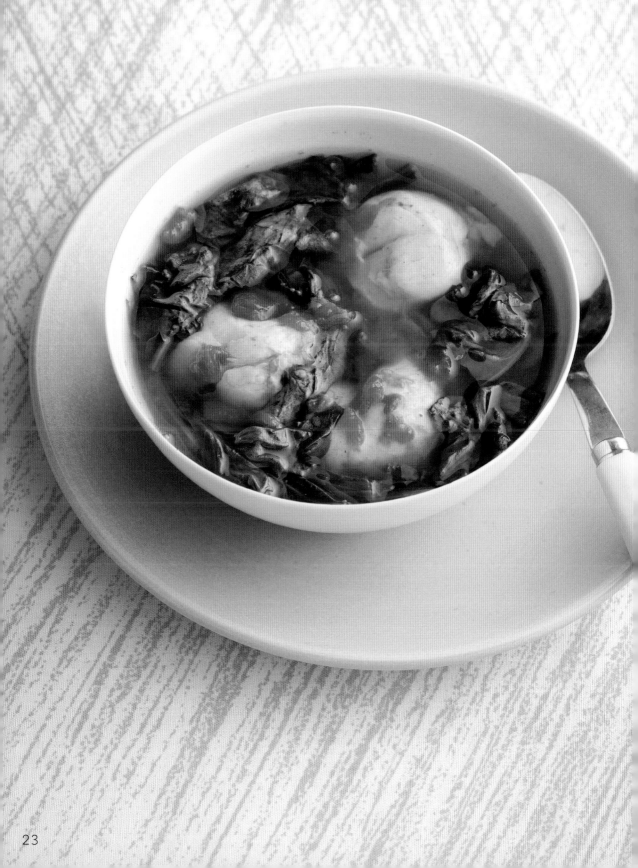

106kcal

材料と下準備 2食分

鶏ささみ … 3本（150g）
　▶ 筋を取り、厚さ1cmのそぎ切りにして、
　酒・片栗粉各小さじ2をもみ込む

キャベツ … 葉小2枚（100g）
　▶ 4cm四方に切る

カットわかめ（乾燥）… 小さじ2

だし汁 … 400mℓ

A　酒 … 大さじ1
　　しょうゆ … 小さじ1/2
　　ゆずこしょう … 小さじ1/4
　　塩 … 小さじ1/4
　　こしょう … 少々

冷蔵保存	約**4**日
冷凍保存	約**1**か月

作り方

1 鍋にだし汁を入れて中火で煮立て、キャベツを加える。再び煮立ったら弱火にしてふたをし、4〜5分煮る。

2 キャベツがしんなりしたらささみを加え、同様に2〜3分煮る。

3 ささみに火が通ったらふたを取り、わかめと**A**を加えてさっと煮る。

Note

・カットわかめ（乾燥）の代わりに芽ひじき（乾燥）小さじ2を戻さずに加えたり、ゆずこしょうの代わりに仕上げに七味唐辛子少々をふっても美味。

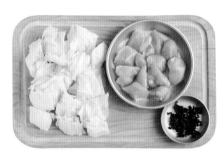

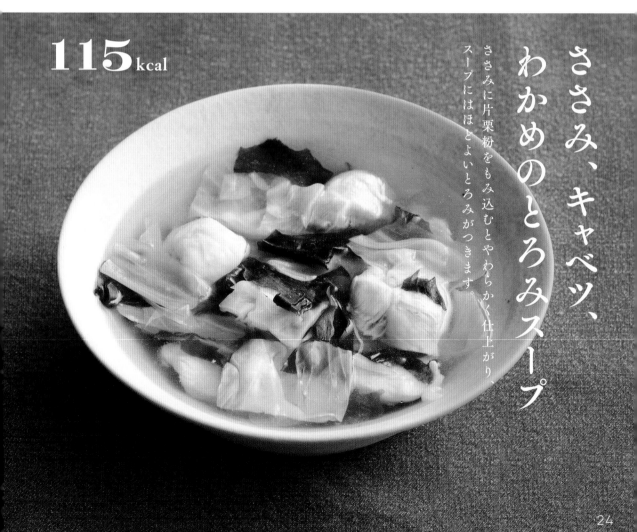

115kcal

ささみ、キャベツ、わかめのとろみスープ

ささみに片栗粉をもみ込むとやわらかく仕上がり、スープにはほどよいとろみがつきます。

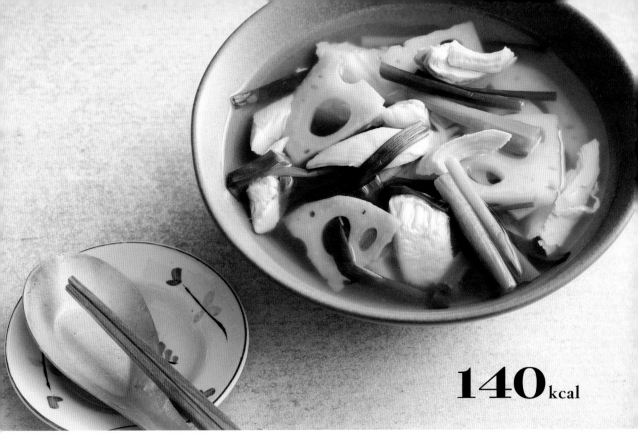

140kcal

ささみとれんこんの
ナンプラースープ

ささみは切らずにゆでて、しっとりした食感に。
うまみがしみ出たゆで汁をそのままスープにします。

材料と下準備　2食分

鶏ささみ … 3本（150g）
　▶ 筋を取る

れんこん … 150g
　▶ 厚さ3mmのいちょう切りにし、水に5分ほどさらして水けをきる

細ねぎ … 1/2束
　▶ 長さ5cmに切る

A しょうが（皮つきのまま薄切り）
　　 … 1かけ分
　　水 … 400ml
　　酒 … 大さじ1

B ナンプラー … 大さじ1
　　こしょう … 少々

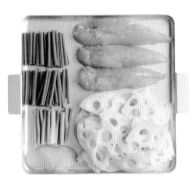

作り方

1 鍋に**A**を入れて中火で煮立て、ささみを加える。再び煮立ったら弱火にしてふたをし、4〜5分煮る。火が通ったらふたを取り、ささみとしょうがを取り出す。ささみの粗熱がとれたら食べやすい大きさにほぐす。

2 **1**の鍋を中火で煮立て、れんこんを加える。再び煮立ったら弱火にしてふたをし、3〜4分煮る。

3 れんこんがしんなりしたらふたを取り、**B**、ささみ、細ねぎの順に加え、さっと煮る。

Note
・しょうがは臭みを消すためのものなので、取り出したあとは鍋に戻しません。

冷蔵保存	約 **4** 日
冷凍保存	約 **1** か月

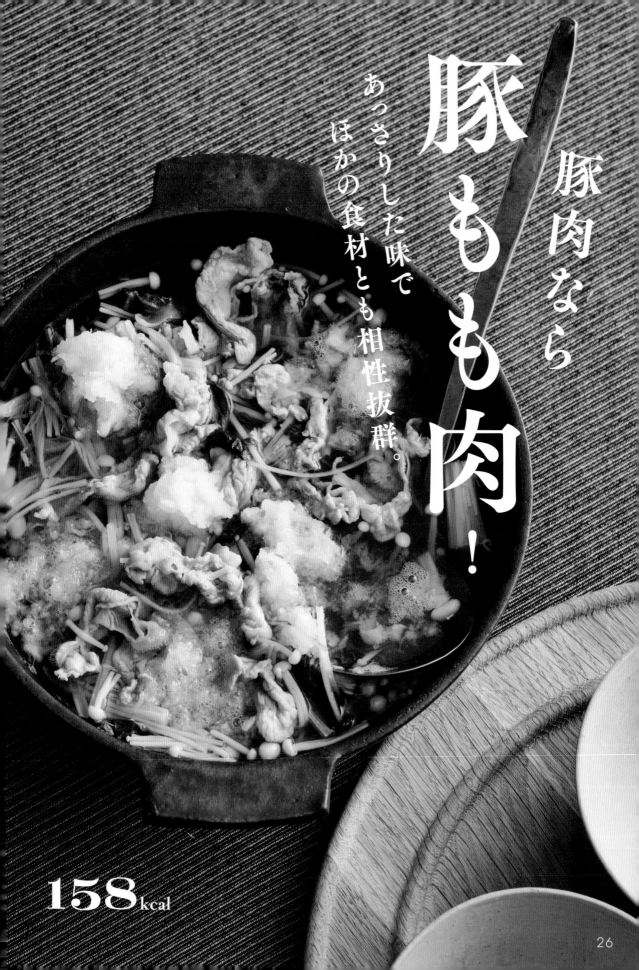

豚肉なら

豚もも肉！

あっさりした味で
ほかの食材とも相性抜群。

158kcal

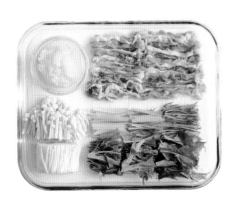

豚しゃぶと水菜のおろしポン酢スープ

赤身が多い豚もも肉は100g当たり171kcalと低カロリー!加熱時間が長いと硬くなりやすいので、火が通りやすい水菜やえのきたけは好相性です。

| 冷蔵保存 | 約**4**日 |
| 冷凍保存 | 約**1**か月 |

材料と下準備　2食分

豚もも薄切り肉（しゃぶしゃぶ用）
　… 120g
　▶ 長さを半分に切る

水菜 … 1/4束（50g）
　▶ 長さ5cmに切る

えのきたけ … 1袋（100g）
　▶ 根元を落とし、長さを半分に切る

だし汁 … 400mℓ

A ポン酢しょうゆ … 大さじ3
　酒 … 大さじ1
　塩 … 小さじ1/4

かぶの根 … 1個分（80g）
　▶ すりおろし、軽く汁けをきる

作り方

1 鍋にだし汁を入れて中火で煮立て、豚肉を加える。再び煮立ったら弱火にし、2〜3分煮る。

2 豚肉に火が通ったら、えのきたけをほぐしながら加え、水菜も加えてさっと煮る。**A**を加えて混ぜる。

3 いただくときにすりおろしたかぶの根をのせる。

Note

・保存する場合は**2**で止めます。

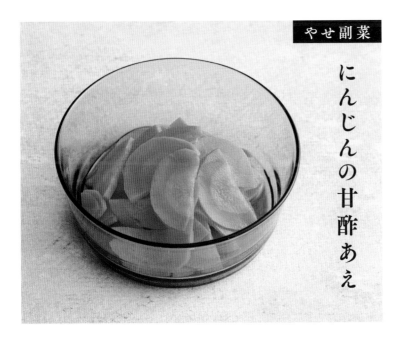

やせ副菜

にんじんの甘酢あえ

材料と下準備　2食分

にんじん … 2/3本
　▶ 厚さ2mmの半月切りにして
　塩小さじ1/4をまぶし、
　10分ほどおいて水けを絞る

A 酢 … 大さじ1
　砂糖 … 大さじ1/2
　塩 … 少々

作り方

1 ボウルに**A**を入れて混ぜ、にんじんを加えてさっとあえる。

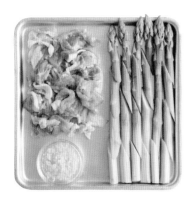

豚もも肉とアスパラガスの和風カレースープ

隠し味はしょうゆ！
豚肉とアスパラガスの食感のコントラストを
楽しんで召し上がれ。

材料と下準備 2食分

豚もも薄切り肉 … 150g
　▶ ひと口大に切り、酒小さじ2、
　片栗粉小さじ1、塩小さじ1/4、
　こしょう少々をもみ込む

グリーンアスパラガス … 6本
　▶ 根元を落とし、根元から
　1/3ほどのところまで薄く皮をむき、
　長さ5cmの斜め切りにする

しょうが … 1かけ
　▶ みじん切りにする

サラダ油 … 小さじ1

カレー粉 … 大さじ1/2

A だし汁 … 400ml
　├ しょうゆ … 大さじ1/2
　└ 塩 … 少々

作り方

1 鍋にサラダ油を中火で熱し、しょうがを炒める。香りが立ったら豚肉を加えて炒め合わせ、豚肉の色が変わったらカレー粉を加えて手早く炒め合わせる。

2 カレー粉がなじんだら**A**を加えて煮立て、アスパラガスを加える。再び煮立ったら弱火にしてふたをし、アスパラガスに火が通るまで5〜6分煮る。

Note

・しょうゆの代わりにみそ大さじ1にすると、濃厚な味になります。
・グリーンアスパラガスの代わりにかぶやなす100gで作ってもOK。

冷蔵保存	約**4**日
冷凍保存	約**1**か月

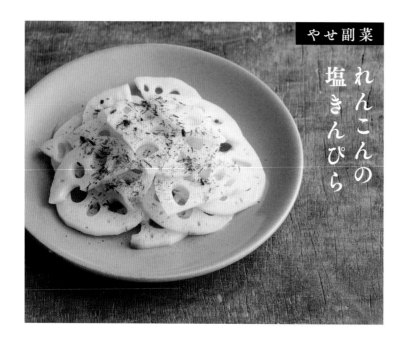

やせ副菜

れんこんの塩きんぴら

材料と下準備 2食分

れんこん … 150g
　▶ 厚さ3mmの半月切りにし、
　水に5分ほどさらして水けをきる

A みりん … 小さじ2
　├ ごま油 … 小さじ1/2
　└ 塩 … 小さじ1/3

青のり … 少々

作り方

1 耐熱ボウルにれんこんと**A**を入れてさっと混ぜ、ふんわりとラップをして電子レンジで2分ほど加熱する。

2 器に盛り、青のりをふる。

28

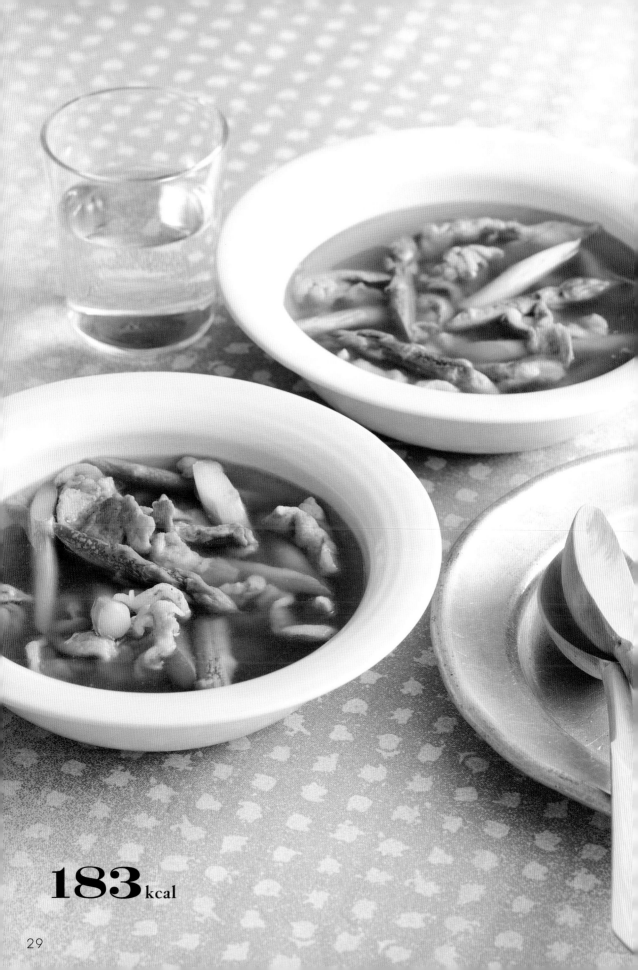

183kcal

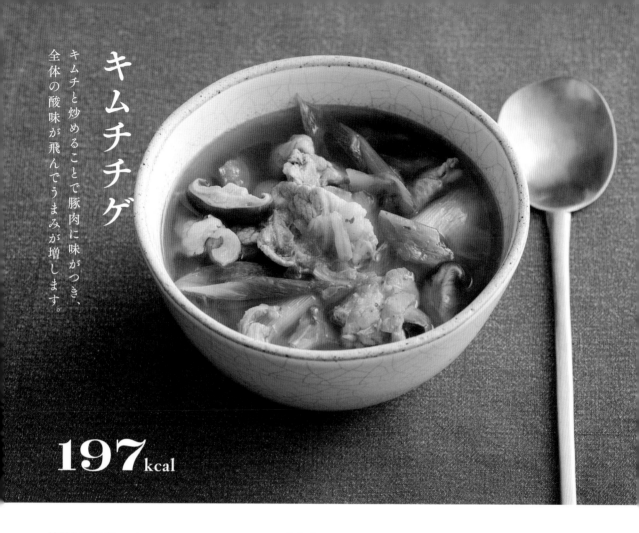

キムチチゲ

キムチと炒めることで豚肉に味がつき、全体の酸味が飛んでうまみが増します。

197kcal

材料と下準備　2食分

豚もも薄切り肉 … 150g
　▶ ひと口大に切る

白菜キムチ … 100g
　▶ 大きいものはざく切りにする

長ねぎ … 1本
　▶ 幅1cmの斜め切りにする

しいたけ … 2枚
　▶ かさと軸に切り分け、かさは幅1cmに切り、軸は石づきを落として縦半分に切る

ごま油 … 小さじ1

A にんにく（すりおろし） … 小さじ1/2
　水 … 400㎖
　酒 … 大さじ1
　しょうゆ … 小さじ2
　塩 … 小さじ1/4

冷蔵保存	約 **4** 日
冷凍保存	約 **1** か月

作り方

1 鍋にごま油を中火で熱し、豚肉とキムチを炒める。

2 豚肉の色が変わったら**A**を加えて煮立て、長ねぎとしいたけを加える。再び煮立ったら弱火にしてふたをし、全体に火が通るまで7〜8分煮る。

Note

・カロリーは少し高くなりますが、豆腐や卵を加えてボリュームアップしてもOK。

・ごま油は高カロリー。入れすぎないように注意しましょう。

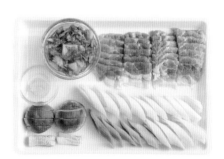

材料と下準備 2食分

豚もも薄切り肉 … 150g

> ▶ ひと口大に切り、塩小さじ1/4、
> こしょう少々をふる

セロリ（葉つき）… 1本

> ▶ 茎と葉に切り分け、茎は筋を取って
> 幅5mmの斜め切りにし、葉はざく切りにする

にんにく … 1かけ

> ▶ 縦半分に切り、包丁の腹を当ててつぶす

オリーブオイル … 小さじ1

A 水 … 400mℓ

> 白ワイン（または酒）… 大さじ1
>
> 洋風スープの素（顆粒）
>
>   … 小さじ1/2
>
> 塩 … 小さじ1/4
>
> こしょう … 少々

粗びき黒こしょう … 少々

冷蔵保存	約**4**日
冷凍保存	約**1**か月

作り方

1 鍋にオリーブオイルとにんにくを入れて弱火で熱し、香り
が立ったら中火にして、豚肉を炒める。豚肉の色が変
わったら、セロリの茎を加えてさっと炒め合わせる。

2 **A**を加えて煮立て、弱火にしてふたをし、5〜6分煮る。セ
ロリの茎がしんなりしたらふたを取り、セロリの葉を加えてさっ
と煮る。

3 いただくときに粗びき黒こしょうをふる。

Note

・保存する場合は**2**で止めます。

・セロリの代わりに春菊やピーマンなど、香りのある野菜を使っても。その場合
は100gを目安に使用してください。

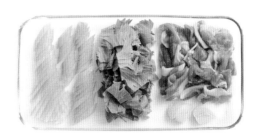

165kcal

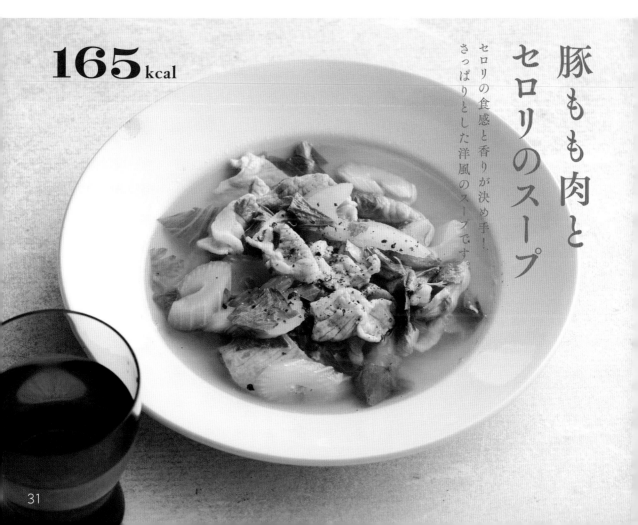

豚もも肉と
セロリのスープ

セロリの食感と香りが決め手！
さっぱりとした洋風のスープです。

豚もも肉、大根、豆苗のごまみそ汁

大根はできるだけ薄く切ってシャキシャキに。かみごたえが増して、早食い防止にもなります。

材料と下準備　2食分

豚もも薄切り肉 … 150g
▶ ひと口大に切る

大根（長さ8cmのものを縦半分に切ったもの）
… 100g
▶ スライサーかピーラーで縦に薄切りにする

豆苗 … 1/2 パック
▶ 根元を落とし、長さを半分に切る

すりごま（白）… 小さじ1

ごま油 … 小さじ1

だし汁 … 400㎖

みそ … 大さじ1と1/2

作り方

1 鍋にごま油を中火で熱し、豚肉を炒める。

2 豚肉の色が変わったらだし汁を加えて煮立て、大根と豆苗を加えてさっと煮る。

3 みそを溶き入れ、すりごまを加える。

Note

・すりごま（白）の代わりに、すりおろしたしょうが小さじ1にすると、よりカロリーダウンに。

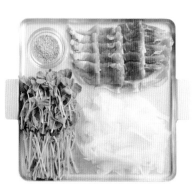

冷蔵保存	約**3**日
冷凍保存	約**1**か月

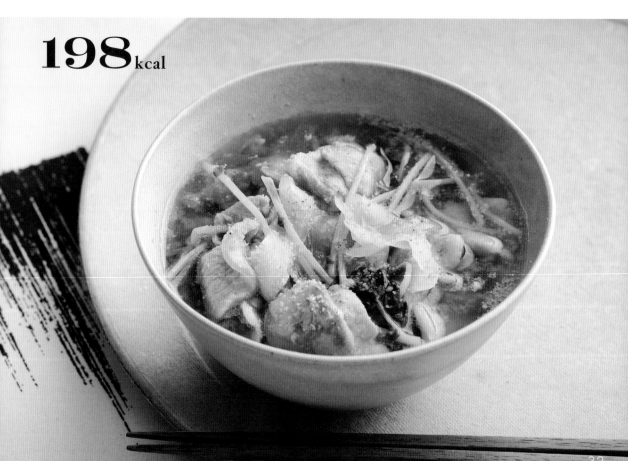

198kcal

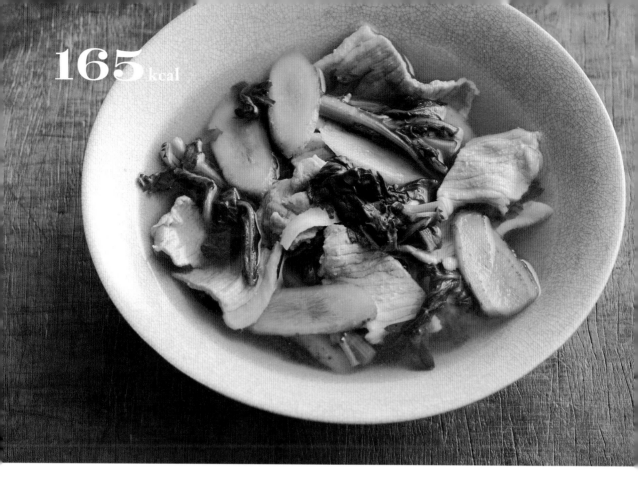

165kcal

豚もも肉、ごぼう、春菊のスープ

豚肉とごぼうは炒めません。油を使わないのでカロリーを抑えることができます。

材料と下準備　2食分

豚もも薄切り肉 … 150g
　▶ ひと口大に切る

ごぼう … 50g
　▶ 幅3mmの斜め切りにし、水に5分ほどさらして水けをきる

春菊 … 1/3束（50g）
　▶ 長さ5cmに切る

A 水 … 400mℓ
　酒 … 大さじ1
　オイスターソース … 大さじ1
　塩 … 小さじ1/3

作り方

1 鍋に**A**を入れて中火で煮立て、豚肉を加える。色が変わったらごぼうを加え、再び煮立ったら弱火にしてふたをし、5〜6分煮る。

2 ごぼうがやわらかくなったらふたを取り、春菊を加えてさっと煮る。

Note

・炒めずに煮るとあくが出やすくなります。あくが出てきたら丁寧にとるようにしてください。

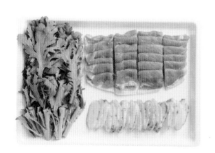

冷蔵保存	約**4**日
冷凍保存	約**1**か月

低脂質・高たんぱくな
たら！

食感が豊かで、
ダイエットにおすすめの魚です。

157kcal

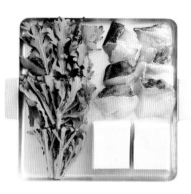

たら入り湯豆腐風スープ

たらは100g当たり72kcalと低カロリーで高たんぱく。相性のよい豆腐をたっぷり加えると、たんぱく質がより一層多く摂れます。

材料と下準備　2食分

生たら（切り身）… 2切れ
　▶ ひと口大に切り、酒大さじ1、塩少々をからめて5分ほどおき、ペーパータオルで水けを拭く

絹ごし豆腐 … 2/3丁（200g）
　▶ 半分に切る

春菊 … 1/3束（50g）
　▶ 長さ8cmに切る

A だし汁 … 400ml
　┌ 酒 … 大さじ1
　│ しょうゆ … 小さじ1
　└ 塩 … 小さじ1/3

削り節（好みで）… 適量

七味唐辛子 … 少々

作り方

1 鍋に**A**を入れて中火で煮立て、たらを加える。再び煮立ったら弱火にしてふたをし、4〜5分煮る。

2 たらに火が通ったら豆腐を加え、同様に2〜3分煮る。ふたを取り、春菊を加えてさっと煮る。

3 いただくときに削り節をのせ、七味唐辛子をふる。

Note

・保存する場合は**2**で止めます。

冷蔵保存	約**3**日
冷凍保存	不可

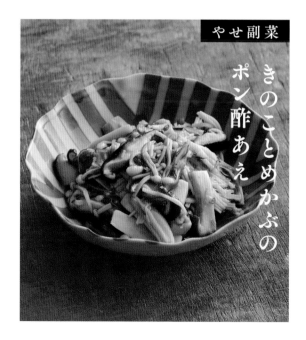

やせ副菜

きのことめかぶのポン酢あえ

材料と下準備　2食分

えのきたけ … 1袋（100g）
　▶ 根元を落とし、長さを半分に切ってほぐす

エリンギ … 1パック（100g）
　▶ 長さを半分に切って縦半分に切り、さらに縦に幅5mmに切る

しいたけ … 2枚
　▶ かさと軸に切り分け、かさは幅5mmに切り、軸は石づきを落として縦半分に切る

めかぶ … 1パック（35g）

ポン酢しょうゆ … 大さじ2

作り方

1 耐熱ボウルにえのきたけ、エリンギ、しいたけを入れ、ふんわりとラップをして電子レンジで2分30秒ほど加熱する。粗熱がとれたらペーパータオルで水けを拭き、ボウルに戻す。

2 めかぶとポン酢しょうゆを加え、さっと混ぜる。

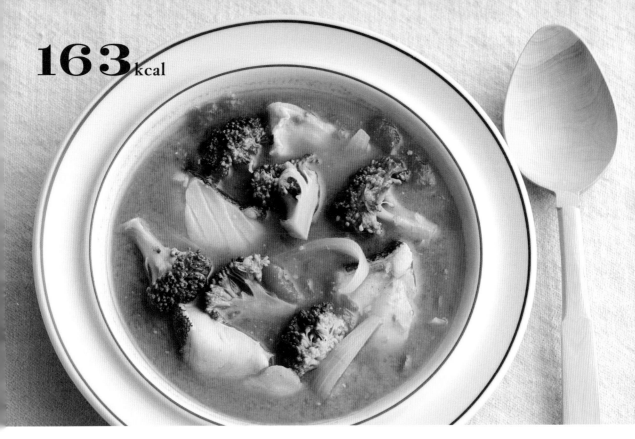

163kcal

たらとブロッコリーのトマトみそスープ

たらにトマトの酸味とみそのこくをプラス。低カロリーでもパンチがあるスープに!

材料と下準備 2食分

生たら(切り身) … 2切れ
　▶ ひと口大に切り、酒大さじ1、塩小さじ1/4、こしょう少々をからめて5分ほどおき、ペーパータオルで水けを拭く

ブロッコリー … 80g
　▶ 小房に分ける

玉ねぎ … 1/4個
　▶ 幅1cmのくし形切りにする

オリーブオイル … 小さじ1

A ホールトマト缶 … 150g
　　水 … 250mℓ
　　洋風スープの素(顆粒)
　　　… 小さじ1/2

みそ … 大さじ1と1/2

作り方

1 鍋にオリーブオイルを中火で熱し、玉ねぎを炒める。

2 玉ねぎがしんなりしたら**A**を加え、トマトの身を木べらでつぶしながら煮立て、たらとブロッコリーを加える。再び煮立ったら弱火にしてふたをし、7〜8分煮る。

3 全体に火が通ったらふたを取り、みそを溶き入れる。

Note

・ブロッコリーの代わりにしめじやエリンギなどのきのこ類100gで作っても構いません。

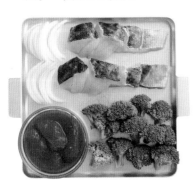

冷蔵保存	約**3**日
冷凍保存	約**1**か月

材料と下準備　2食分

生たら（切り身）… 2切れ

▶ ひと口大に切り、白ワイン（または酒）
大さじ1、塩・こしょう各少々をからめて
5分ほどおき、ペーパータオルで水けを拭く

長いも … 200g

▶ 厚さ1cmの半月切りにする

A 水 … 400mℓ

　　洋風スープの素（顆粒）
　　　… 小さじ1

　　塩 … 小さじ1/3

　　こしょう … 少々

粉チーズ … 大さじ1

冷蔵保存	約**4**日
冷凍保存	約**1**か月

作り方

1 鍋に**A**を入れて中火で煮立て、たらと長いもを加える。再び煮立ったら弱火にしてふたをし、全体に火が通るまで10分ほど煮る。

2 いただくときに粉チーズをふる。

Note

・保存する場合は**1**で止めます。

・水の1/2量を無調整豆乳にしても合います。

・さらに薄切りにしたセロリの茎1/3本分をトッピングすると、シャキッとした食感が加わっておいしいです。

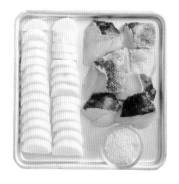

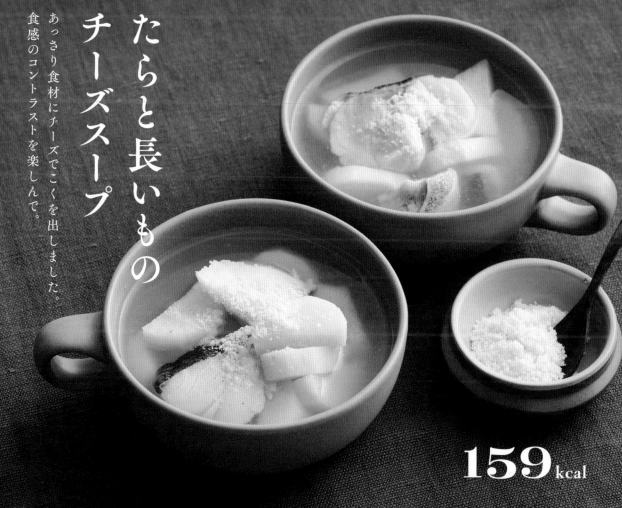

たらと長いもの
チーズスープ

あっさり食材にチーズでこくを出しました。
食感のコントラストを楽しんで。

159kcal

華があるのに
低カロリーなえび

ダイエット中に
うれしい食材です。

128kcal

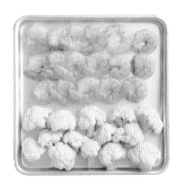

えびとカリフラワーの豆乳スープ

えびは片栗粉をもみ込んで洗うと臭みが取れます。
ほくほくのカリフラワーと合わせて
満足感ある白いスープのできあがり！

材料と下準備　2食分

むきえび … 150g
▶ 片栗粉適量をもみ込んで
　よく洗い、水けをきる

カリフラワー … 150g
▶ 小房に分ける

A　水 … 200㎖
　　洋風スープの素（顆粒）
　　　　… 小さじ1/2
　　塩 … 小さじ1/3
　　こしょう … 少々

無調整豆乳 … 200㎖

粗びき黒こしょう … 少々

作り方

1 鍋にAを入れて中火で煮立て、えびとカリフラワーを加える。再び煮立ったら弱火にしてふたをし、10分ほど煮る。

2 全体に火が通ったらふたを取り、豆乳を加えて温める。

3 いただくときに粗びき黒こしょうをふる。

Note

・保存する場合は**2**で止めます。

・カリフラワーの代わりに長ねぎや白菜150gでも合います。

・カロリーは少し高くなりますが、無調整豆乳の代わりに調製豆乳や牛乳で作っても構いません。豆乳を加えてから煮立たせると分離するので注意しましょう。

・洋風スープの素（顆粒）を鶏がらスープの素（顆粒）小さじ1/2にし、さらに塩をオイスターソース大さじ1にして、中華風にするのも美味。

冷蔵保存	約**3**日
冷凍保存	不可

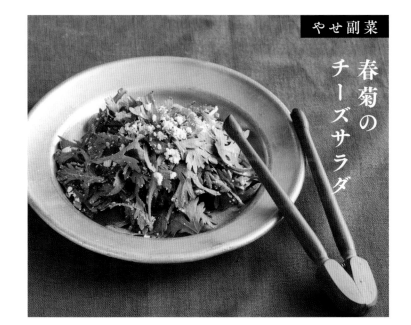

やせ副菜

春菊のチーズサラダ

材料と下準備　2食分

春菊 … 1/2束（茎を除いて40g）
▶ 葉を摘み、長さを3等分に切る

A　粉チーズ … 大さじ1
　　レモン果汁 … 小さじ1
　　塩 … 少々
　　粗びき黒こしょう … 少々

作り方

1 ボウルにAを入れて混ぜ、春菊を加えてさっとあえる。

えびとレタスのエスニックスープ

レタスは最後に加えて食感を残すことでかむ回数が多くなり、満腹感にもつながります。

材料と下準備　2食分

むきえび … 150g
　▶ 片栗粉適量をもみ込んでよく洗い、水けをきる

レタス … 葉2枚（100g）
　▶ 大きめにちぎる

まいたけ … 1/2パック（50g）
　▶ 食べやすい大きさにほぐす

A 水 … 400mℓ
　　酒 … 大さじ1
　　ナンプラー … 大さじ1
　　塩 … 少々

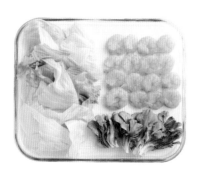

作り方

1　鍋に**A**を入れて中火で煮立て、えびとまいたけを加える。再び煮立ったら弱火にし、4〜5分煮る。

2　全体に火が通ったら、レタスを加えてさっと煮る。

Note

・いただくときにレモンを搾ってもおいしいです。

冷蔵保存	約**4**日
冷凍保存	約**1**か月

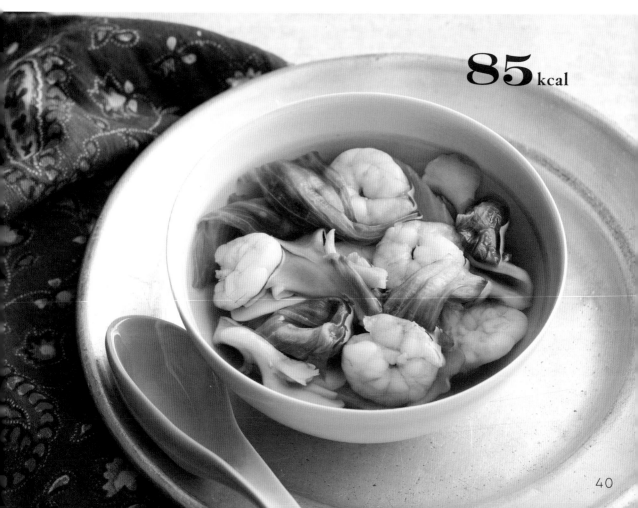

85kcal

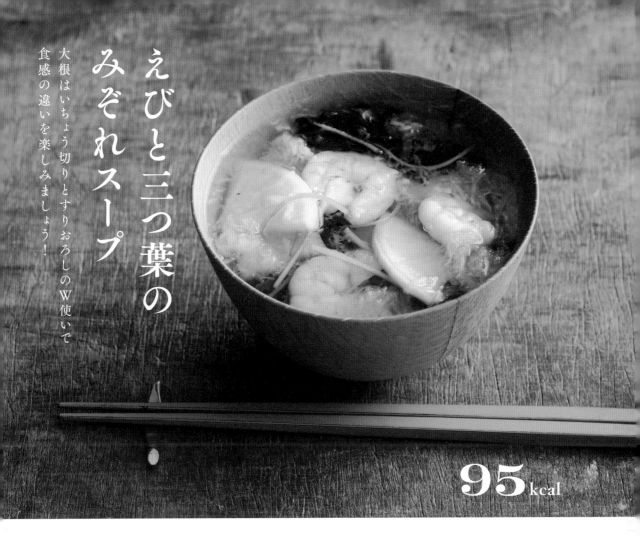

えびと三つ葉の
みぞれスープ

大根はいちょう切りとすりおろしのW使いで
食感の違いを楽しみましょう！

95kcal

材料と下準備　2食分

むきえび … 150g

▶ 片栗粉適量をもみ込んでよく洗い、
水けをきる

大根 … 150g ＋ 100g

▶ 150gは厚さ5mmのいちょう切りにし、
100gはすりおろす（汁けはきらない）

三つ葉 … 1/2袋（20g）

▶ 長さ5cmに切る

A だし汁 … 400㎖

酒 … 大さじ1

しょうゆ … 小さじ1/2

塩 … 小さじ1/2

作り方

1 鍋にAAを入れて中火で煮立て、えびといちょう切りにした
大根を加える。再び煮立ったら弱火にしてふたをし、10
分ほど煮る。

2 全体に火が通ったらふたを取り、大根おろしを汁ごと加
え、三つ葉も加えてさっと煮る。

Note

・いただくときにゆずこしょう少々をトッピングすると味のアクセントに。

冷蔵保存	約 **4** 日
冷凍保存	約 **1** か月

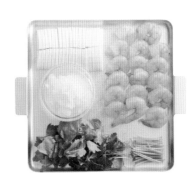

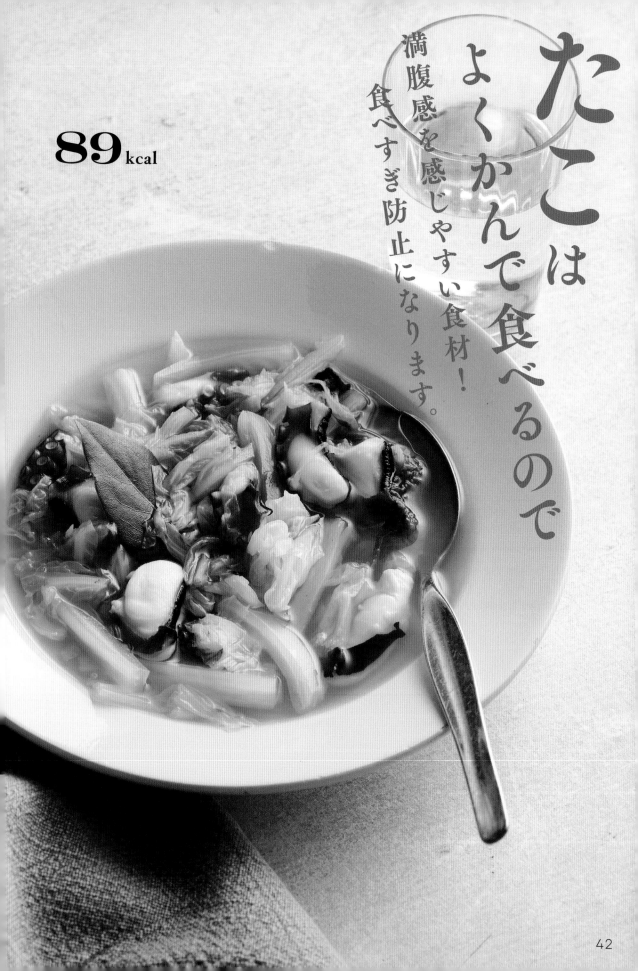

89kcal

たこはよくかんで食べるので
満腹感を感じやすい食材！
食べすぎ防止になります。

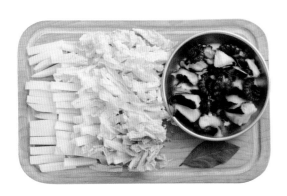

たこと白菜のスープ

ゆでたこは100g当たり91kcal。
長く煮ると硬くなるので、
さっと火を通す程度にしましょう。

材料と下準備 2食分

ゆでたこの足 … 150g
　▶ 厚さ1cmのそぎ切りにする
白菜 … 葉2枚（200g）
　▶ 長さ5cmに切ってから幅1cmに切る
A ローリエ … 1枚
　水 … 400mℓ
　白ワイン（または酒）… 大さじ1
　洋風スープの素（顆粒）… 小さじ1/2
　塩 … 小さじ1/3
└ こしょう … 少々

作り方

1 鍋にAを入れて中火で煮立て、白菜を加える。再び煮立ったら弱火にしてふたをし、7～8分煮る。

2 白菜がしんなりしたらふたを取り、たこを加えてさっと煮る。

Note

・白菜の代わりにパプリカやズッキーニ、オクラなどの夏野菜200gで作ってもおいしいです。

冷蔵保存	約**4**日
冷凍保存	約**1**か月

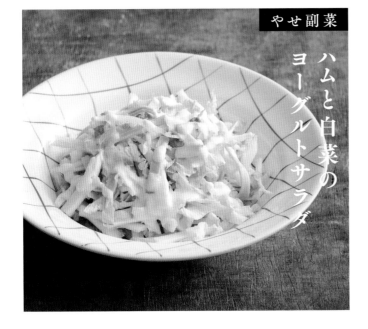

やせ副菜

ハムと白菜のヨーグルトサラダ

材料と下準備 2食分

ハム … 2枚
　▶ 半分に切ってから幅5mmに切る
白菜 … 葉小2枚（150g）
　▶ 長さ5cmの細切りにする
A プレーンヨーグルト（無糖）… 大さじ2
　にんにく（すりおろし）… 少々
　塩 … 小さじ1/4
└ こしょう … 少々
　▶ 混ぜ合わせる

作り方

1 ボウルにハムと白菜を入れ、さっと混ぜて器に盛り、Aをかける。

植物性
たんぱく質を含む
豆腐は

ヘルシーでボリューミー！
罪悪感なく食べられます。

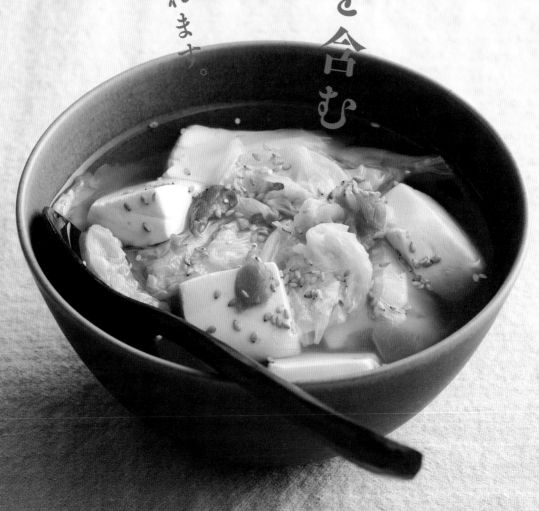

91kcal

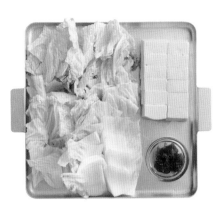

豆腐と白菜の梅スープ

絹ごし豆腐は100g当たり56 kcalで木綿より低カロリー！白菜はかさ増し食材として、とっても優秀。たっぷり食べても安心です。

材料と下準備　2食分

絹ごし豆腐 … 2/3丁（200g）
▶ ひと口大に切る

白菜 … 葉2枚（200g）
▶ 軸と葉に切り分け、軸はひと口大のそぎ切りにし、葉はざく切りにする

梅干し … 1個（12g）
▶ 種を取り、果肉をちぎる

A　だし汁 … 400㎖
　　しょうゆ … 大さじ1/2
　　塩 … 小さじ1/4

いりごま（白・好みで）… 適量

作り方

1 鍋にAを入れて中火で煮立て、白菜を加える。再び煮立ったら弱火にしてふたをし、10分ほど煮る。

2 白菜がしんなりしたら豆腐と梅干しを加え、同様に3〜4分煮る。

3 いただくときにいりごまをふる。

Note

・保存する場合は2で止めます。

・梅干しは塩分8％のものを使用。お使いの梅干しの塩分に合わせて塩の量を調整してください。

・梅干しの代わりにカットわかめ（乾燥）小さじ2を戻さずに加えると、食物繊維を多く摂ることができます。

・豆腐は冷凍保存に不向きのため、冷蔵保存がおすすめです。

冷蔵保存	約3日
冷凍保存	不可

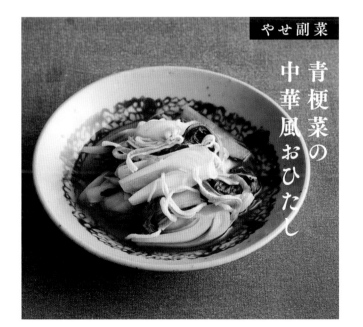

やせ副菜

青梗菜の中華風おひたし

材料と下準備　2食分

かに風味かまぼこ … 3本
▶ ほぐす

青梗菜 … 2株
▶ 長さを3等分に切り、根元に近い部分はさらに6つ割りにする

A　水 … 100㎖
　　オイスターソース … 大さじ1と1/3
　　鶏がらスープの素（顆粒）… 小さじ1/2

作り方

1 鍋にAを入れて中火で煮立て、かに風味かまぼこと青梗菜を加える。再び煮立ったら弱火にしてふたをし、ときどき混ぜながら10分ほど煮る。

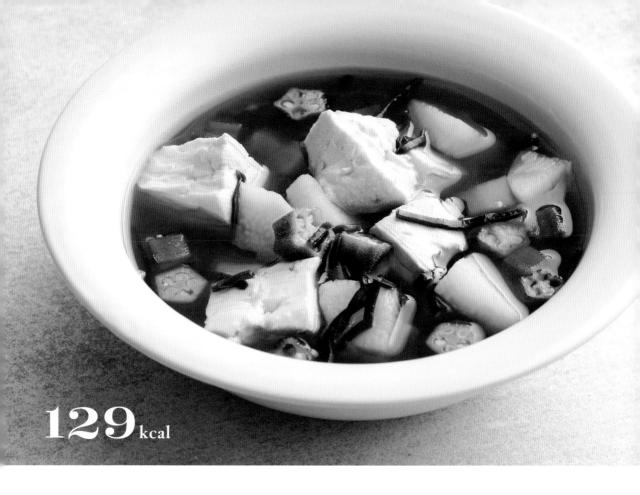

129kcal

材料と下準備　2食分

木綿豆腐 … 1/2丁（150g）
　▶ 食べやすい大きさにちぎる

長いも … 150g
　▶ 厚さ1cmのいちょう切りにする

オクラ … 5本
　▶ がくを落として幅1cmに切る

水 … 400㎖

A 塩昆布 … 20g
　└ 塩 … 少々

作り方

1　鍋に水を入れて中火で沸かし、長いもとオクラを加える。再び沸騰したら弱火にし、4〜5分ゆでる。

2　全体に火が通ったら豆腐と**A**を加え、3分ほど煮る。

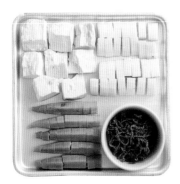

くずし豆腐、長いも、オクラの塩昆布スープ

木綿豆腐は100g当たり73㎉。長いも＆オクラで自然なとろみがつきます。

冷蔵保存	約**3**日
冷凍保存	**不可**

豆腐ミートボールとキャベツのスープ

ただでさえ低カロリーな鶏胸ひき肉と豆腐で作るミートボールならとってもヘルシーに！

材料と下準備　2食分

木綿豆腐 … 1/3丁（100g）
　▶ ペーパータオルで軽く水けを拭く

鶏胸ひき肉 … 100g

キャベツ … 葉2枚（150g）
　▶ 3cm四方に切る

A 片栗粉 … 大さじ1
　├ 塩 … 小さじ1/4
　└ こしょう … 少々

B 水 … 400ml
　├ 白ワイン（または酒） … 大さじ1
　├ 洋風スープの素（顆粒）
　│ 　　　… 小さじ1/2
　└ 塩 … 小さじ1/3

粗びき黒こしょう … 少々

作り方

1 ボウルに豆腐、ひき肉、**A**を入れてよく練り混ぜ、6等分にして丸める。

2 鍋に**B**を入れて中火で煮立て、**1**を加える。再び煮立ったら弱火にしてふたをし、2〜3分煮る。

3 ミートボールのたねの色が変わったらキャベツを加え、全体に火が通るまで同様に7〜8分煮る。

4 いただくときに粗びき黒こしょうをふる。

Note

・保存する場合は**3**で止めます。

・鶏胸ひき肉の1/2量を豆腐にすればさらに低カロリーになり、ふわっとした口当たりのミートボールになります。

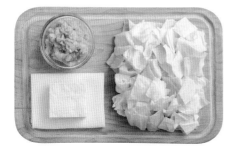

冷蔵保存	約**4**日
冷凍保存	約**1**か月

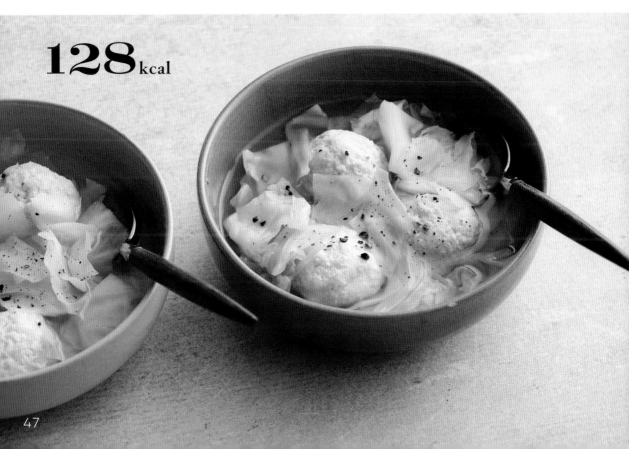

128kcal

材料と下準備　2食分

木綿豆腐 … 1/2丁（150g）
　▶ 2cm角に切る

水菜 … 1/2束（100g）
　▶ 長さ5cmに切る

味つきザーサイ … 15g
　▶ 細切りにする

A 水 … 400mℓ
　　しょうゆ … 大さじ1/2
　　鶏がらスープの素（顆粒）
　　　… 小さじ1
　　塩 … 少々

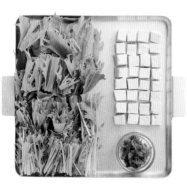

作り方

1 鍋に**A**を入れて中火で煮立て、豆腐とザーサイを加える。再び煮立ったら弱火にしてふたをし、4～5分煮る。

2 ふたを取り、水菜を加えてさっと煮る。

豆腐と水菜の
ザーサイスープ

水菜は加熱してもシャキッとした食感が残り、かむ回数が増えるので食べすぎ予防にもなります。

冷蔵保存	約**3**日
冷凍保存	**不可**

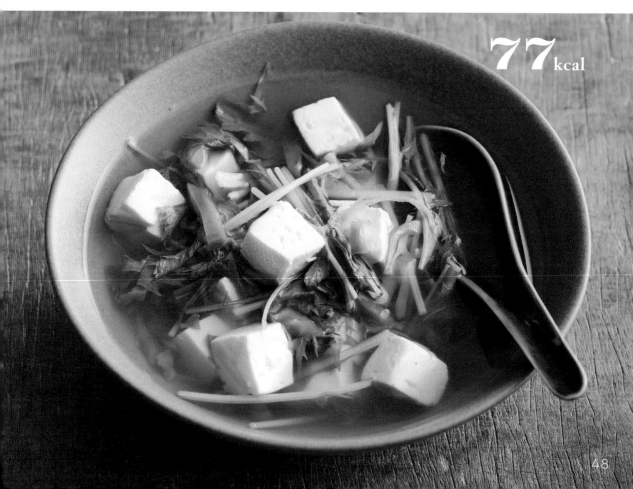

77 kcal

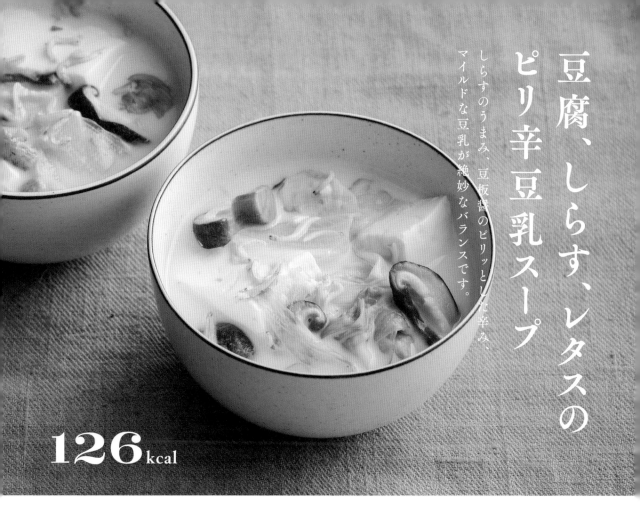

豆腐、しらす、レタスの ピリ辛豆乳スープ

しらすのうまみ、豆板醤のピリッとした辛み、マイルドな豆乳が絶妙なバランスです。

126kcal

材料と下準備　2食分

絹ごし豆腐 … 2/3丁（200g）
　▶8等分に切る

しらす干し … 10g

レタス … 葉2枚（100g）
　▶大きめにちぎる

しいたけ … 3枚
　▶かさと軸に切り分け、かさは幅1cmに
　切り、軸は石づきを落として縦半分に切る

A 水 … 200㎖
　鶏がらスープの素（顆粒）
　　… 小さじ1
　塩 … 小さじ1/3
　豆板醤 … 小さじ1/4
　こしょう … 少々

無調整豆乳 … 200㎖

冷蔵保存	約3日
冷凍保存	不可

作り方

1 鍋に**A**を入れて中火で煮立て、豆腐、しらす、しいたけを加える。再び煮立ったら弱火にしてふたをし、5〜6分煮る。

2 しいたけがしんなりしたらふたを取り、レタスを加えてさっと煮て、豆乳を加えて温める。

Note

・豆乳のたんぱく質で満足感がアップ。カロリーは少し高くなりますが、調製豆乳や牛乳でも作れます。

・しらす干しの代わりにハム2枚にしたり、もやし100gを追加してもOK。

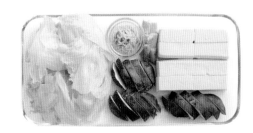

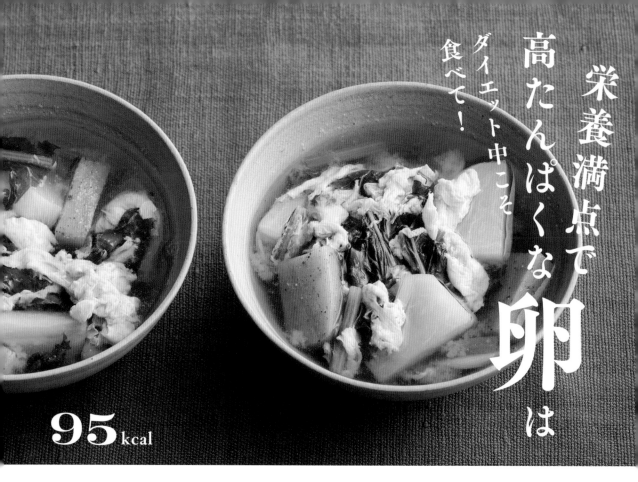

95 kcal

栄養満点で
高たんぱくな
卵は

ダイエット中こそ
食べて！

かぶとこんにゃくの
かき卵スープ

卵は1個当たり約80kcal。スープに彩りを添え、バランスよく栄養を含み、たんぱく質も補えます。

材料と下準備　2食分

卵 … 1個
▶ 溶きほぐす

かぶの根 … 2個分（160g）
▶ 半分に切ってから幅1cmに切る

かぶの葉 … 2個分（80g）
▶ 長さ3cmに切る

こんにゃく（あく抜き済み）
　　… 1/2枚（100g）
▶ 半分に切ってから幅1cmに切る

だし汁 … 400㎖

みそ … 大さじ1と1/2

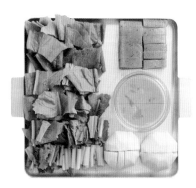

作り方

1 鍋にだし汁を入れて中火で煮立て、かぶの根とこんにゃくを加える。再び煮立ったら弱火にしてふたをし、5〜6分煮る。

2 かぶの根がしんなりしたらふたを取り、かぶの葉を加えてさっと煮る。

3 みそを溶き入れ、すぐに溶き卵を少しずつ回し入れ、卵がふんわり固まるまで1〜2分煮る。

Note

・だし汁を水400㎖と鶏がらスープの素（顆粒）小さじ1/2にし、さらにみそをしょうゆ小さじ1と塩小さじ1/3にして、中華風にしても合います。

・かぶの代わりに大根やにんじんなどの根菜類200gで作っても構いません。

冷蔵保存	約3日
冷凍保存	不可

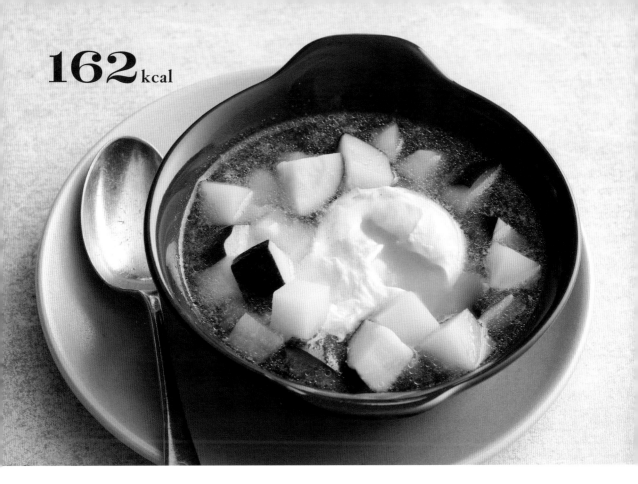

162kcal

落とし卵とズッキーニのスープ

卵にじゃがいもを合わせてボリュームアップ！
卵は好みの硬さになるよう加熱時間で調整を。

材料と下準備　2食分

卵 … 2個
▶ 小さめの容器に1個ずつ割り入れる

ズッキーニ … 1本
▶ 厚さ1.5cmのいちょう切りにする

じゃがいも … 1個（150g）
▶ 1.5cm角に切り、
水に5分ほどさらして水けをきる

オリーブオイル … 小さじ1

A 水 … 400ml
白ワイン（または酒）… 大さじ1
洋風スープの素（顆粒）… 小さじ1
塩 … 小さじ1/3
こしょう … 少々

作り方

1 鍋にオリーブオイルを中火で熱し、ズッキーニとじゃがいもを炒める。

2 全体に油が回ったら**A**を加え、煮立ったら弱火にしてふたをし、5〜6分煮る。

3 じゃがいもに火が通ったら卵を1個ずつ落とし入れ、同様に2〜3分煮る。

Note

・ズッキーニとじゃがいもを炒めたあとにカレー粉少々を加えると、スパイシーな香りになっておいしいです。

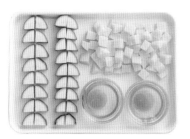

冷蔵保存	約 **3** 日
冷凍保存	不可

糖質オフ

三大栄養素のひとつである炭水化物の一部にあたるのが糖質です。

厄介なのは脂肪になりやすいところ。糖質オフのスープには、

鶏もも肉や豚バラ肉なども使えるので、ボリューム感、満足感はたっぷり。

シチューなどは作れませんが、バターやチーズを使ったこくのあるスープは大丈夫です！

糖質量は
スープ1食当たり
平均6gほど！

茶碗1杯分のご飯の糖質量が50g程度であることを考えると、驚異的な少なさです。糖質量が多い穀類はもちろんのこと、根菜類、いも類、豆類などを避けつつ、満足度の高いスープに仕上げています。調味料の中にも糖質量が多いものがあるので、そうしたものは少量のみ使用するようにしています。

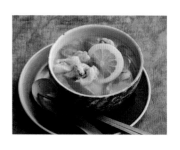

やせスープ

栄養豊富な
食材をフル活用！

大半の野菜は糖質量が少ないので、ふんだんに使っています。各種ビタミンやミネラル、食物繊維など、さまざまな栄養を手軽に摂取することができるでしょう。また、スープは水溶性のビタミンなども逃さず取り込むことができるので、効率よく健康的な食生活を送れます。

低糖質でも
満足度の高い
ひと皿に！

低糖質食の場合は、肉類などを我慢する必要がありません。「カロリーオフ」のスープと異なり、鶏もも肉や豚バラ肉といった脂の多い部位も食べられるのが最大のメリット。こくのあるスープを作ることができます。また、煮る前に炒めるなどして素材のうまみを引き出し、満足度を上げるよう工夫しています。

※極端に糖質を減らしてしまうと心身にさまざまな悪影響が出てくるほか、リバウンドもしやすくなります。糖質は一気に減らさずに、最低でも1日当たり70～130gは摂取するようにしてください。

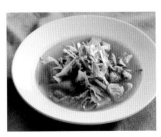

糖質を一切含まず、うまみが強くて、煮ても硬くなりにくい

スープにぴったり！

鶏もも肉は

糖質 **2.7**g

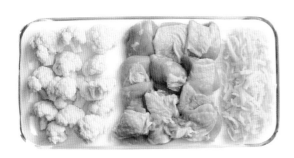

鶏もも肉とカリフラワーの チーズスープ

鶏もも肉の糖質量は0g！
煮る前に軽く焼くと、
香ばしさが加わってますますおいしく。

材料と下準備　2食分

鶏もも肉 … 1枚（300g）
　▶ 余分な脂肪を取り除いて
　ひと口大に切り、塩小さじ1/4、
　こしょう少々をふる
カリフラワー … 150g
　▶ 小房に分ける
ピザ用チーズ … 50g
オリーブオイル … 大さじ1/2
A 水 … 400ml
　┌ 白ワイン（または酒）
　　　… 大さじ1
　│ 塩 … 小さじ1/3
　└ こしょう … 少々
粗びき黒こしょう … 少々

作り方

1 鍋にオリーブオイルを中火で熱し、鶏肉を皮目から入れて2〜3分焼く。焼き色がついたら上下を返して1〜2分焼き、カリフラワーを加えてさっと炒め合わせる。

2 Aを加えて煮立て、弱火にしてふたをし、10分ほど煮る。全体に火が通ったらふたを取り、ピザ用チーズを加えてさっと煮る。

3 いただくときに粗びき黒こしょうをふる。

Note

・保存する場合は2で止めます。
・カリフラワーの代わりにきのこ類やブロッコリー150gでもOK。

冷蔵保存	約4日
冷凍保存	約1か月

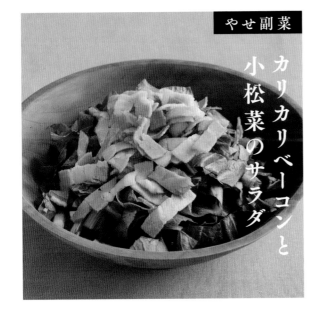

やせ副菜

カリカリベーコンと小松菜のサラダ

材料と下準備　2食分

ベーコン … 4枚
　▶ 幅1cmに切る
小松菜 … 1/2束（100g）
　▶ 茎と葉に切り分け、茎は長さ3cm、葉は幅1cmに切る
オリーブオイル … 小さじ1
A 酢 … 大さじ1
　└ しょうゆ … 大さじ1

作り方

1 フライパンにオリーブオイルを中火で熱し、ベーコンを炒める。カリカリになったらAを加えてからめ、さっと煮立たせる。

2 器に小松菜を盛り、1をAごとかける。

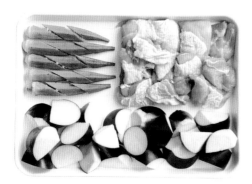

鶏もも肉、なす、オクラのカレースープ

糖質量の少ない野菜ばかりなので
たくさん食べても大丈夫！

材料と下準備　2食分

鶏もも肉 … 1枚（300g）
　▶ 余分な脂肪を取り除いてひと口大に切り、
　塩小さじ1/4、こしょう少々をふる

なす … 2本
　▶ ひと口大の乱切りにし、
　水に5分ほどさらして水けをきる

オクラ … 5本
　▶ がくをむき、3等分の斜め切りにする

サラダ油 … 大さじ1/2

カレー粉 … 大さじ1/2

A 水 … 400㎖
　洋風スープの素（顆粒）… 小さじ1/2
　塩 … 小さじ1/3
　こしょう … 少々

作り方

1 鍋にサラダ油を中火で熱し、鶏肉を皮目から入れて2〜3分焼く。焼き色がついたら上下を返し、なすを加えて炒め合わせる。

2 なすに油が回ったらカレー粉を加え、手早く炒め合わせる。

3 香りが立ったらAとオクラを加え、煮立ったら弱火にしてふたをし、7〜8分煮る。

Note

・小麦粉でとろみをつけると糖質量が増えるため、使わずにサラッとしたタイプのスープに仕上げています。

冷蔵保存	約**4**日
冷凍保存	約**1**か月

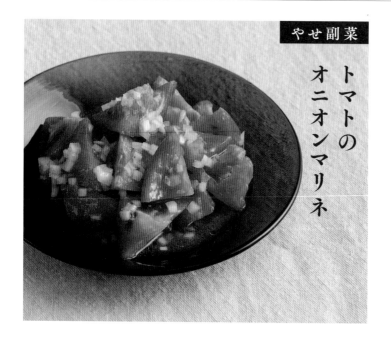

やせ副菜

トマトのオニオンマリネ

材料と下準備　2食分

トマト … 1個
　▶ 6等分のくし形切りにしてから
　長さを3等分に切る

玉ねぎ … 1/8個
　▶ 粗みじん切りにし、
　水に5分ほどさらして水けをきる

A にんにく（すりおろし）… 小さじ1/4
　オリーブオイル … 大さじ1
　酢 … 大さじ1/2
　塩 … 小さじ1/4
　こしょう … 少々

作り方

1 ボウルにAを入れて混ぜ、トマトと玉ねぎを加えてさっとあえる。

糖質 **3.5**g

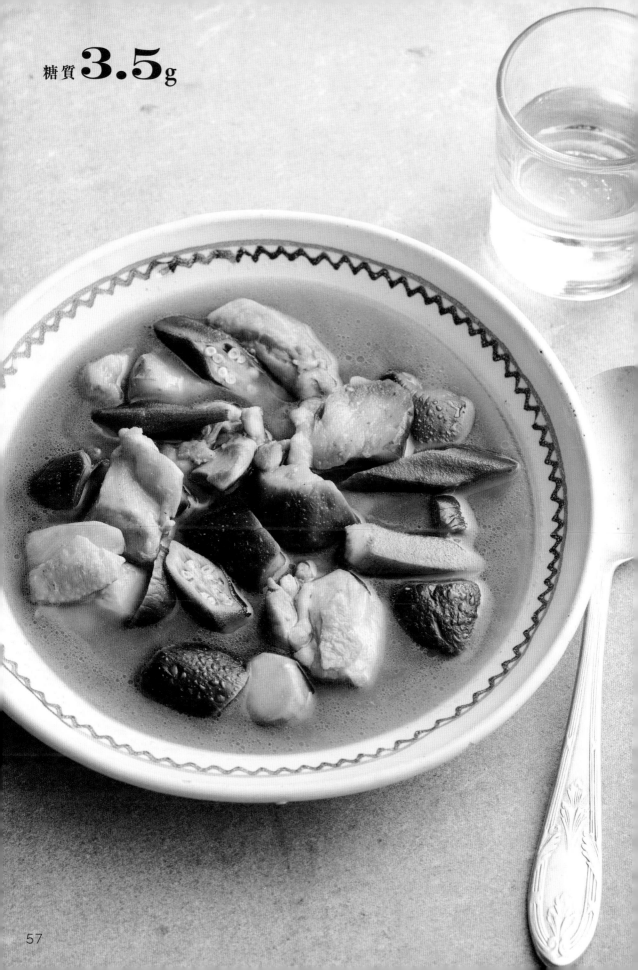

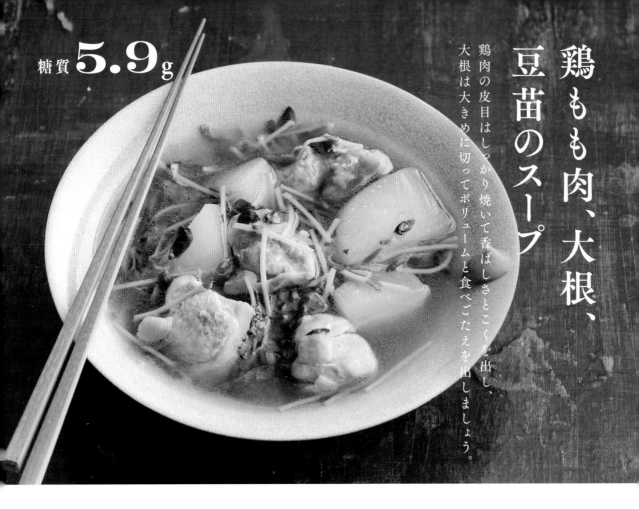

糖質 **5.9**g

鶏もも肉、大根、豆苗のスープ

鶏肉の皮目はしっかり焼いて香ばしさとこくを出し、大根は大きめに切ってボリュームと食べごたえを出しましょう。

材料と下準備　2食分

鶏もも肉 … 1枚（300g）
> ▶ 余分な脂肪を取り除いてひと口大に切り、塩小さじ1/4、こしょう少々をふる

大根 … 200g
> ▶ 大きめの乱切りにする

豆苗 … 1/2パック
> ▶ 根元を落とし、長さを3等分に切る

サラダ油 … 大さじ1/2

A 水 … 400ml
酒 … 大さじ1
しょうゆ … 大さじ1
塩 … 小さじ1/4

練り辛子 … 適量

冷蔵保存	約 **4**日
冷凍保存	約 **1**か月

作り方

1 鍋にサラダ油を中火で熱し、鶏肉を皮目から入れて2～3分焼く。焼き色がついたら上下を返し、1～2分焼く。

2 **A**を加えて煮立て、大根を加える。再び煮立ったら弱火にしてふたをし、10分ほど煮る。大根に火が通ったらふたを取り、豆苗を加えてさっと煮る。

3 いただくときに練り辛子を添える。

Note

・保存する場合は**2**で止めます。

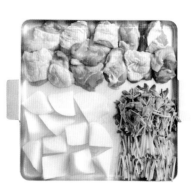

材料と下準備 2食分

鶏もも肉 … 1枚（300g）

▶ 余分な脂肪を取り除き、
半分に切ってから厚さ1cmのそぎ切りにして、
塩小さじ1/4、こしょう少々をふる

パプリカ（赤） … 1個

▶ 縦半分に切ってから縦に幅1cmに切る

にんにく … 1かけ

▶ 包丁の腹を当ててつぶす

サラダ油 … 大さじ1/2

A 水 … 400mℓ

　酒 … 大さじ1

　ナンプラー … 大さじ1

レモン果汁 … 大さじ1

レモン（輪切り） … 2枚

冷蔵保存	約 **4** 日
冷凍保存	約 **1** か月

作り方

1 鍋にサラダ油とにんにくを入れて弱火で熱し、香りが立ったら中火にして、鶏肉を炒める。鶏肉の色が変わったらパプリカを加え、炒め合わせる。

2 Aを加えて煮立て、弱火にしてふたをし、7〜8分煮る。鶏肉に火が通ったらふたを取り、レモン果汁を加えてさっと煮る。

3 いただくときにレモンをのせる。

Note

・保存する場合は2で止めます。

・パプリカは糖質量がやや多め。糖質量をさらに抑えたい場合は、パプリカを1/2量にして、レタス100gを加えてください。

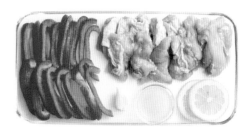

糖質 **6.1**g

鶏もも肉とパプリカの
レモンスープ

彩りがきれいで目にもおいしいスープです。
鶏もも肉の脂もレモンであと味をさっぱりとさせます。

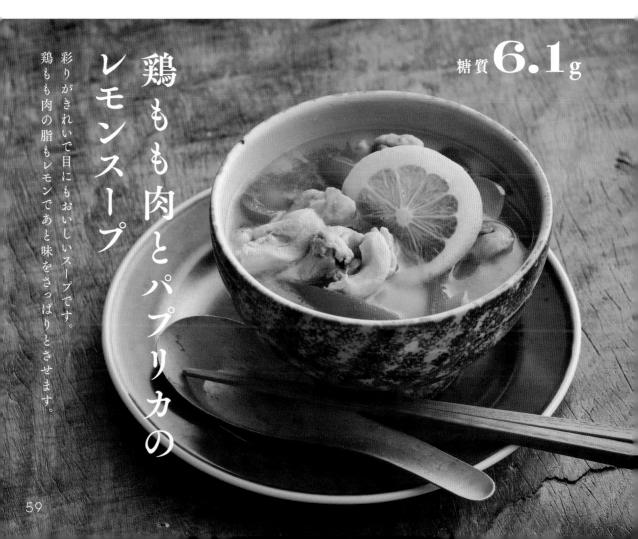

材料と下準備　2食分

鶏もも肉 … 1枚（300g）
> ▶ 余分な脂肪を取り除いて2cm角に切り、塩小さじ1/4、こしょう少々をふる

辛子明太子 … 1/2腹（40g）
> ▶ 薄皮ごと幅1cmに切る

かぶの根 … 2個分（160g）
> ▶ 2cm角に切る

かぶの葉 … 1個分（40g）
> ▶ 長さ2cmに切る

サラダ油 … 大さじ1/2

A 水 … 200ml
　牛乳 … 200ml
　塩 … 小さじ1/3
　こしょう … 少々

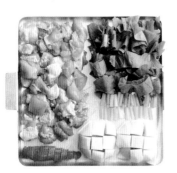

作り方

1 鍋にサラダ油を中火で熱し、鶏肉を炒める。

2 鶏肉の色が変わったら**A**を加えて煮立て、明太子とかぶの根を加える。再び煮立ったら弱火にしてふたをし、10分ほど煮る。

3 全体に火が通ったらふたを取り、かぶの葉を加えてさっと煮る。

Note

・この味つけはあっさりした野菜とよく合います。かぶの代わりにキャベツや白菜200gでも構いません。

鶏もも肉とかぶの明太ミルクスープ

辛子明太子のプチプチ感が楽しいスープ。もちろん辛子明太子の代わりにたらこでもOK！

冷蔵保存	約**3**日
冷凍保存	約**1**か月

糖質 **8.9**g

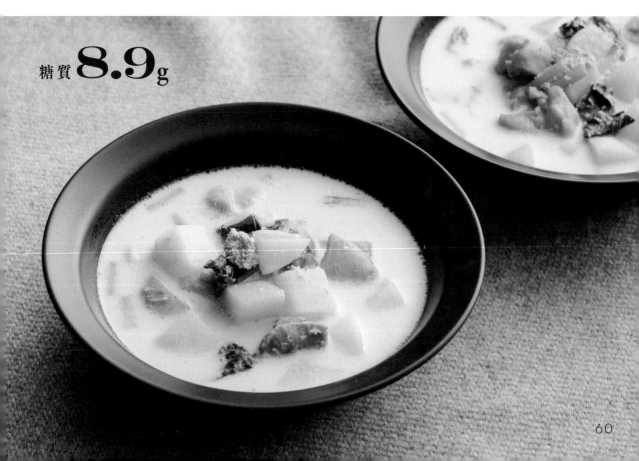

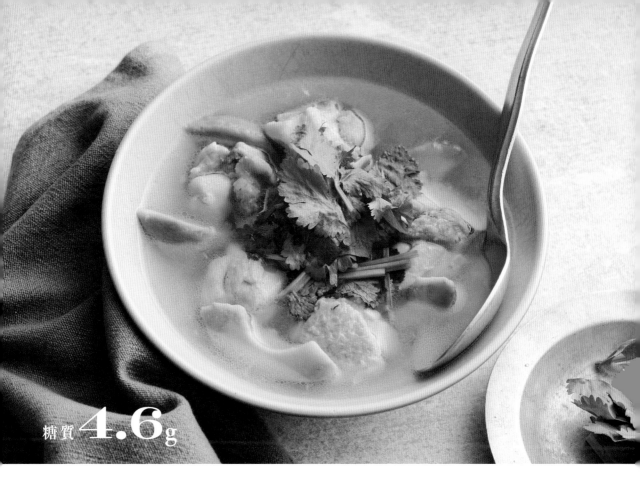

糖質 **4.6**g

材料と下準備　2食分

鶏もも肉 … 1枚（300g）
　▶ 余分な脂肪を取り除いてひと口大に
　切り、塩小さじ1/4、こしょう少々をふる

アボカド … 1個
　▶ 8等分のくし形切りにしてから
　斜め半分に切る

サラダ油 … 大さじ1/2

A 水 … 400㎖
　酒 … 大さじ1
　ナンプラー … 大さじ1
　こしょう … 少々

香菜 … 1株
　▶ 長さ3㎝に切る

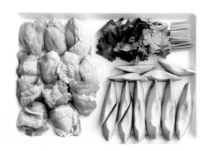

作り方

1 鍋にサラダ油を中火で熱し、鶏
肉を皮目から入れて2〜3分焼
く。焼き色がついたら上下を返
し、1〜2分焼く。

2 Aを加えて煮立て、弱火にして
ふたをし、7〜8分煮る。鶏肉
に火が通ったらふたを取り、アボ
カドを加えてさっと煮る。

3 いただくときに香菜をのせる。

Note
・保存する場合は**2**で止めます。

鶏もも肉とアボカドの
エスニックスープ

アボカドは、カロリーは高めですが糖質量は少なめ。少量でも満足感があり、スープにこくを出します。

冷蔵保存	約4日
冷凍保存	約1か月

骨つき肉である

鶏手羽は

うまみが強く、
スープに深みが出ます。
糖質量は0g！

糖質 **4.1**g

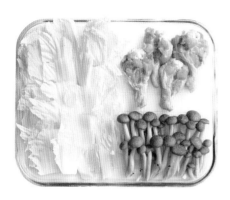

手羽元、白菜、しめじのマスタードスープ

手羽元は切り込みを入れておくとうまみが出やすく、火通りもよくなります。粒マスタードの酸味をアクセントに。

材料と下準備 2食分

鶏手羽元 … 4本
▶ 骨に沿って切り込みを入れ、塩小さじ1/4、こしょう少々をふる

白菜 … 葉小2枚(150g)
▶ 軸と葉に切り分け、軸はひと口大のそぎ切りにし、葉はざく切りにする

しめじ … 1パック(100g)
▶ 石づきを取って小房に分ける

オリーブオイル … 大さじ1/2

A 水 … 400ml
白ワイン(または酒) … 大さじ1
塩 … 小さじ1/2
こしょう … 少々

粒マスタード … 大さじ1

作り方

1 鍋にオリーブオイルを中火で熱し、手羽元を皮目から入れて全体を焼く。

2 手羽元に焼き色がついたらAを加えて煮立て、白菜としめじを加える。再び煮立ったら弱火にしてふたをし、12分ほど煮る。

3 全体に火が通ったらふたを取り、粒マスタードを加えてさっと煮る。

Note

・粒マスタードは糖質量が少ないわけではありませんが、味にアクセントがつくので適量を効果的に使いましょう。

冷蔵保存	約**4**日
冷凍保存	約**1**か月

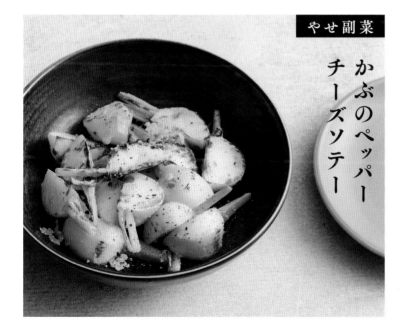

やせ副菜

かぶのペッパーチーズソテー

材料と下準備 2食分

かぶ … 3個(300g)
▶ 茎は2cmほど残し、6等分のくし形切りにする

オリーブオイル … 大さじ1/2

A 粉チーズ … 大さじ1/2
塩 … 小さじ1/4
粗びき黒こしょう … 少々

作り方

1 フライパンにオリーブオイルを中火で熱し、かぶを焼く。全体に焼き色がつき、火が通ったら、Aを加えてさっとからめる。

糖質 **2.4**g

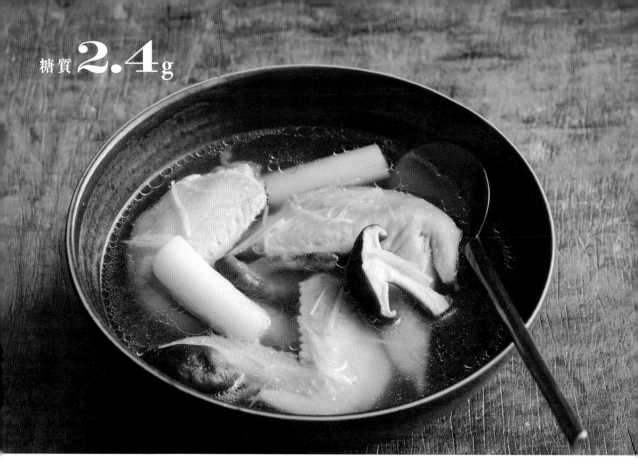

材料と下準備　2食分

鶏手羽先 … **6本**
　▶ 手羽中部分の骨に沿って切り込みを入れる

しいたけ … 3枚
　▶ 石づきを落とし、軸ごと半分に切る

長ねぎ … 1/2本
　▶ 長さ5cmに切る

しょうが … 1かけ
　▶ せん切りにする

A 水 … 500mℓ
　　酒 … 大さじ1
　　塩 … 小さじ2/3
　　こしょう … 少々

作り方

1 鍋に**A**を入れて中火で煮立て、手羽先としょうがを加える。再び煮立ったら弱火にしてふたをし、10分ほど煮る。

2 しいたけと長ねぎを加え、全体に火が通るまで同様に10分ほど煮る。

Note

・糖質は酒などの調味料にも含まれていますが、塩は糖質量0gなので味つけに役立てましょう。

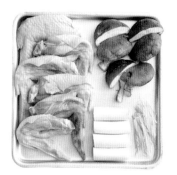

サムゲタン風

シンプルだけど滋味深いスープ。素材のうまみをいただきます。

冷蔵保存	約 **4**日
冷凍保存	約 **1**か月

手羽先ともやしのオイスタースープ

低糖質のもやしを麺代わりにしました。煮すぎないようにして食感を残しましょう。

材料と下準備　2食分

鶏手羽先 … 4本
- ▶ 手羽中部分の骨に沿って切り込みを入れ、塩小さじ1/4、こしょう少々をふる

もやし … 1袋（200g）
- ▶ 好みでひげ根を取る

ごま油 … 大さじ1/2

A 水 … 400ml
- 酒 … 大さじ1
- オイスターソース … 大さじ1
- しょうゆ … 小さじ1
- 塩 … 小さじ1/4

細ねぎ（小口切り・好みで）… 適量

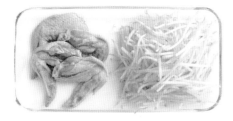

作り方

1 鍋にごま油を中火で熱し、手羽先を皮目から入れて両面を焼く。

2 手羽先に焼き色がついたら**A**を加えて煮立て、弱火にしてふたをし、10分ほど煮る。もやしを加え、同様に5～6分煮る。

3 いただくときに細ねぎを散らす。

Note

・保存する場合は**2**で止めます。

| 冷蔵保存 | 約**3**日 |
| 冷凍保存 | 約**1**か月 |

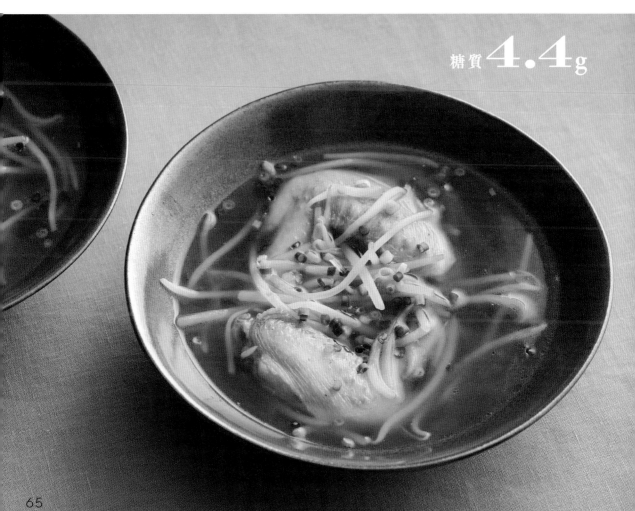

糖質**4.4**g

豚肉はどこの部位でも

糖質量は少なめ！

スープには脂身のある部位が向いています

糖質 **2.9**g

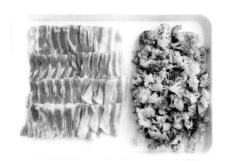

豚バラ肉とブロッコリーのスープ

豚バラ肉の糖質量は100g当たり0.1gぽっきり。刻んだブロッコリーはスープになじみやすく、かさ増し効果もアップします。

材料と下準備　2食分

豚バラ薄切り肉 … 150g
▶ ひと口大に切る

ブロッコリー … 100g
▶ ざく切りにする

オリーブオイル … 小さじ1

A 水 … 400mℓ

白ワイン（または酒）… 大さじ1

洋風スープの素（顆粒）
… 小さじ1/2

塩 … 小さじ1/2

こしょう … 少々

粒マスタード … 適量

作り方

1 鍋にオリーブオイルを中火で熱し、豚肉を炒める。

2 豚肉の色が変わったら**A**を加えて煮立て、ブロッコリーを加える。再び煮立ったら弱火にしてふたをし、7～8分煮る。

3 いただくときに粒マスタードを添える。

Note

・保存する場合は**2**で止めます。
・豚バラ肉はあくが出やすいので、浮いてきたらこまめにすくいとるようにしてください。
・粒マスタードは加えすぎると糖質量が増えるので気をつけましょう。

冷蔵保存	約**4**日
冷凍保存	約**1**か月

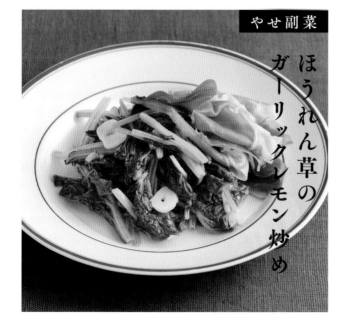

やせ副菜

ほうれん草のガーリックレモン炒め

材料と下準備　2食分

生ハム … 2枚
▶ 食べやすい大きさに切る

ほうれん草 … 1束（200g）
▶ 長さ5cmに切り、水に5分ほどさらして水けをきる

にんにく … 1かけ
▶ 薄切りにする

オリーブオイル … 大さじ1/2

A レモン果汁 … 大さじ1/2

塩 … 小さじ1/3

こしょう … 少々

作り方

1 フライパンにオリーブオイルとにんにくを入れて弱火で熱し、香りが立ったら中火にして、ほうれん草をさっと炒める。

2 ほうれん草がしんなりしたら**A**を加えてさっとからめ、器に盛って生ハムを添える。

材料と下準備　2食分

豚バラ薄切り肉 … 150g
▶ ひと口大に切る

なす … 2本
▶ 縦半分に切ってから幅1cmの斜め切りにし、水に5分ほどさらして水けをきる

サラダ油 … 小さじ1

A 水 … 400ml
しょうゆ … 大さじ1と1/2
酒 … 大さじ1
鶏がらスープの素（顆粒）
… 小さじ1/2
塩 … 小さじ1/4
こしょう … 少々

黒酢 … 大さじ1

冷蔵保存	約**4**日
冷凍保存	約**1**か月

作り方

1 鍋にサラダ油を中火で熱し、豚肉を炒める。色が変わったら、なすを加えてさっと炒め合わせる。

2 Aを加えて煮立て、弱火にしてふたをし、5〜6分煮る。なすがしんなりしたらふたを取り、黒酢を加えてひと煮立ちさせる。

Note

・黒酢の代わりに米酢でもOK。仕上げにさっと煮ることで酸味が少しやわらぎ、こくと風味は残ります。

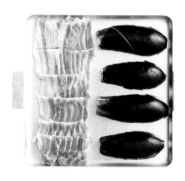

糖質**4.8g**

豚バラ肉となすの黒酢スープ

豚バラ肉の脂っぽさを黒酢が抑えて
さっぱりとした味わいのスープ。

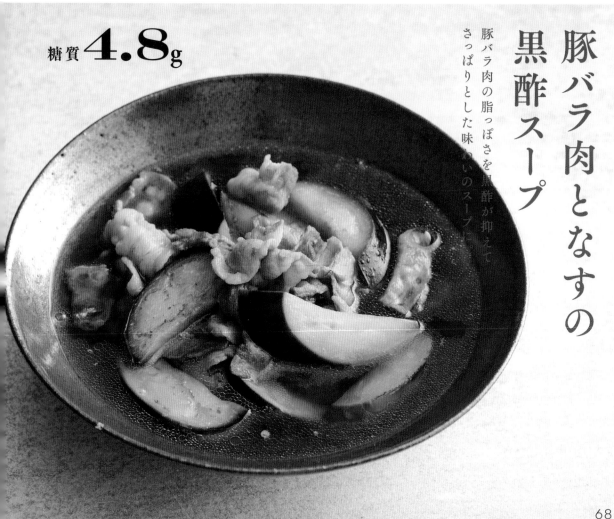

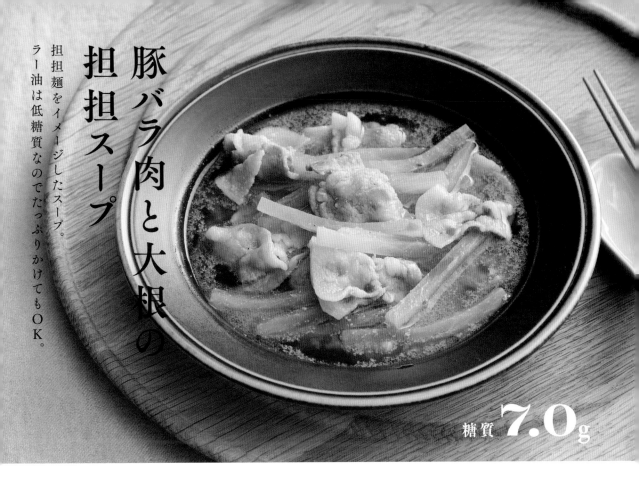

豚バラ肉と大根の担担スープ

担担麺をイメージしたスープ。ラー油は低糖質なのでたっぷりかけてもOK。

糖質 **7.0**g

材料と下準備　2食分

豚バラ薄切り肉 … 150g
　▶ひと口大に切る

大根（長さ7cmのもの）… 150g
　▶5mm角の棒状に切る

にんにく … 1かけ
　▶みじん切りにする

しょうが … 1かけ
　▶みじん切りにする

すりごま（白）… 大さじ1

ごま油 … 小さじ1

豆板醤 … 小さじ1/4

A 水 … 400mℓ
　┌ みそ … 大さじ1と1/2
　│ 酒 … 大さじ1
　└ しょうゆ … 小さじ1

ラー油 … 適量

冷蔵保存	約 **3**日
冷凍保存	約 **1**か月

作り方

1 鍋にごま油、豆板醤、にんにく、しょうがを入れて弱火で熱し、香りが立ったら中火にして、豚肉を炒める。

2 豚肉の色が変わったら**A**を加えて煮立て、大根を加える。再び煮立ったら弱火にしてふたをし、7〜8分煮る。

3 大根に火が通ったらふたを取り、すりごまを加える。

4 いただくときにラー油をかける。

Note

・保存する場合は**3**で止めます。

・大根の代わりにもやしやキャベツ、にら150gで作ってもおいしいです。

・ボリュームアップしたい場合は糖質量の少ない豆腐を加えても。

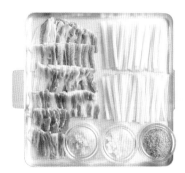

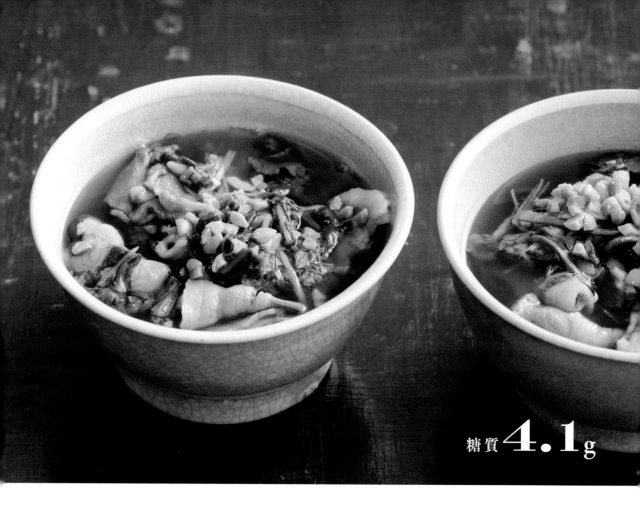

糖質 **4.1**g

豚バラ肉の納豆スープ

納豆は加熱するとにおいが強くなるので、香りの強い春菊と合わせて食べやすくしました。

材料と下準備　2食分

豚バラ薄切り肉 … 150g
▶ ひと口大に切る

ひき割り納豆 … 1パック（40g）

春菊 … 1束（150g）
▶ 長さ5cmに切る

しょうが … 1かけ
▶ せん切りにする

サラダ油 … 小さじ1

A 水 … 400ml
　　しょうゆ … 大さじ1と1/2
　　酒 … 大さじ1
　　塩 … 小さじ1/3

作り方

1 鍋にサラダ油を中火で熱し、豚肉としょうがを炒める。

2 豚肉の色が変わったら**A**を加えて煮立て、春菊を加える。再び煮立ったら2分ほど煮て、春菊がしんなりしたら納豆を加えてさっと煮る。

Note

・納豆はスープになじみやすいひき割りがおすすめ。うまみが増し、ボリュームも出ます。

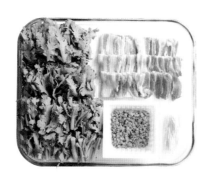

冷蔵保存	約**4**日
冷凍保存	約**1**か月

材料と下準備　2食分

豚ロース薄切り肉 … 6枚（150g）
▶ 塩小さじ1/4、こしょう少々をふり、
縦半分に折ってから巻く

ほうれん草 … 1/2束（100g）
▶ 長さ5cmに切り、
水に5分ほどさらして水けをきる

長ねぎ … 1/2本
▶ 幅3mmの斜め切りにする

サラダ油 … 大さじ1/2

A 水 … 200mℓ
┌ 白ワイン（または酒）… 大さじ1
│ 洋風スープの素（顆粒）
│ 　… 小さじ1/2
│ 塩 … 小さじ1/3
└ こしょう … 少々

無調整豆乳 … 200mℓ

粉チーズ … 大さじ1

作り方

1 鍋にサラダ油を中火で熱し、豚肉を巻き終わりを下にして入れて焼く。全体に焼き色がついたら長ねぎを加え、さっと炒め合わせる。

2 Aを加えて煮立て、弱火にしてふたをし、2〜3分煮る。ほうれん草を加え、同様に2分ほど煮る。

3 全体に火が通ったらふたを取り、豆乳を加えて温める。

4 いただくときに粉チーズをふる。

Note

・保存する場合は**3**で止めます。

・長ねぎは糖質量がやや多いので、使用量は控えめにしています。

・糖質量は少し増えますが、無調整豆乳の代わりに調製豆乳や牛乳でも作れます。

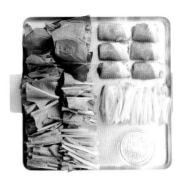

冷蔵保存	約**3**日
冷凍保存	不可

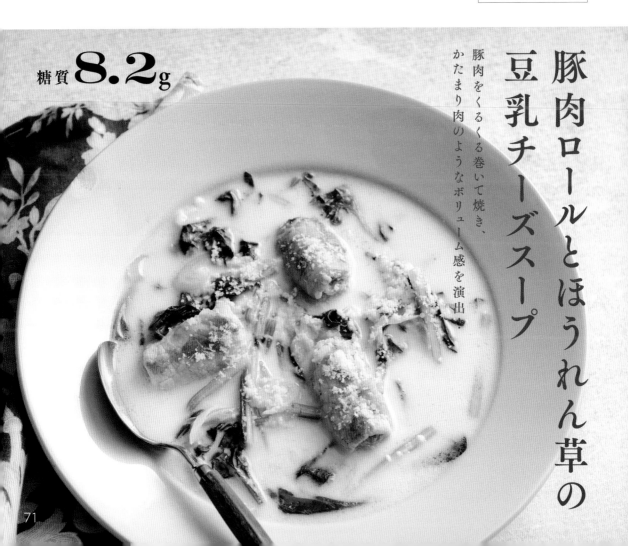

糖質 **8.2**g

豚肉ロールとほうれん草の豆乳チーズスープ

豚肉をくるくる巻いて焼き、かたまり肉のようなボリューム感を演出。

材料と下準備　2食分

豚バラ薄切り肉 … 150g

▶ ひと口大に切る

しいたけ … 3枚

▶ かさと軸に切り分け、かさは幅1cmに切り、
軸は石づきを落として横に幅1cmに切る

まいたけ … 1/2パック（50g）

▶ 食べやすい大きさにほぐす

細ねぎ … 1/2束

▶ 長さ5cmに切る

しょうが … 1かけ

▶ みじん切りにする

サラダ油 … 小さじ1

A　水 … 400mℓ

しょうゆ … 大さじ1と1/2

酒 … 大さじ1

塩 … 小さじ1/3

酢 … 大さじ1

ラー油 … 適量

冷蔵保存	約 4日
冷凍保存	約 1か月

作り方

1 鍋にサラダ油としょうがを入れて弱火で熱し、香りが立ったら中火にして、豚肉を炒める。

2 豚肉の色が変わったらAを加えて煮立て、しいたけとまいたけを加える。再び煮立ったら弱火にしてふたをし、5～6分煮る。

3 きのこがしんなりしたらふたを取り、細ねぎ、酢の順に加え、ひと煮立ちさせる。

4 いただくときにラー油をかける。

Note

・保存する場合は**3**で止めます。

・豚バラ肉を豚ひき肉150gに、しいたけとまいたけを青梗菜や小松菜などの青菜100gにしてもおいしいです。

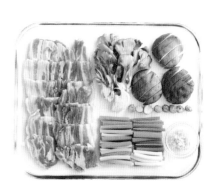

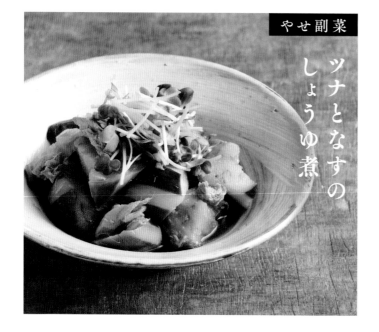

やせ副菜

ツナとなすの
しょうゆ煮

材料と下準備　2食分

ツナ缶（水煮） … 1缶（70g）

なす … 3本

▶ ピーラーで縦に縞目に皮をむいてから
ひと口大の乱切りにし、
水に5分ほどさらして水けをきる

貝割れ大根 … 1/4パック

▶ 根元を落とし、長さを3等分に切る

A　水 … 100mℓ

しょうゆ … 小さじ2

作り方

1 鍋にツナ（缶汁ごと）、なす、Aを入れて中火で煮立て、弱火にしてふたをし、10分ほど煮る。

2 なすがしんなりしたら器に盛り、貝割れ大根をのせる。

72

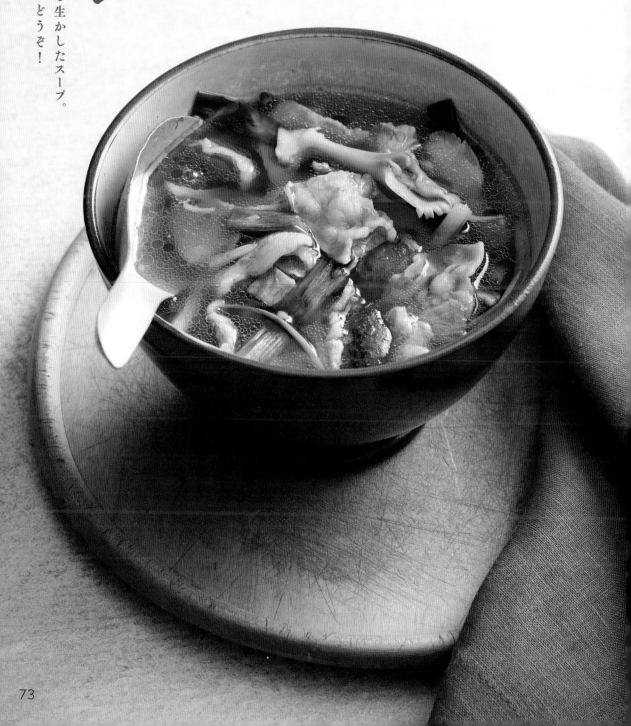

糖質 **3.6**g

豚バラ肉ときのこのサンラータン

酢のすっぱさとラー油の辛みを生かしたスープ。きのこは低糖質なのでたっぷりどうぞ!

ひき肉の中でも
糖質量が低い
豚ひき肉！

うまみが出やすいので
ぜひ活用しましょう。

糖質 **4.8**g

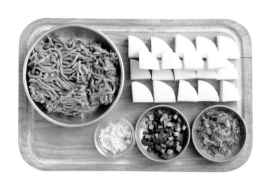

豚ひき肉、桜えび、大根の塩スープ

豚ひき肉は、100g当たりの糖質量がわずか0.1g！桜えびを加えると風味が増し、シンプルな味つけでも満足感の高いスープになります。

冷蔵保存	約**4**日
冷凍保存	約**1**か月

材料と下準備　2食分

豚ひき肉 … 150g

桜えび … 大さじ2
▶ 粗みじん切りにする

大根 … 200g
▶ 厚さ1.5cmのいちょう切りにする

にんにく … 1かけ
▶ みじん切りにする

サラダ油 … 大さじ1/2

A 水 … 400mℓ
　 酒 … 大さじ1
　 塩 … 小さじ2/3
　 こしょう … 少々

にら … 1本
▶ 長さ5mmに切る

作り方

1 鍋にサラダ油とにんにくを入れて弱火で熱し、香りが立ったら中火にして、ひき肉を炒める。ひき肉の色が変わり、ポロポロになったら桜えびと大根を加え、炒め合わせる。

2 大根が透き通ってきたら**A**を加えて煮立て、弱火にしてふたをし、大根に火が通るまで10分ほど煮る。

3 いただくときに、にらをのせる。

Note

・保存する場合は**2**で止めます。

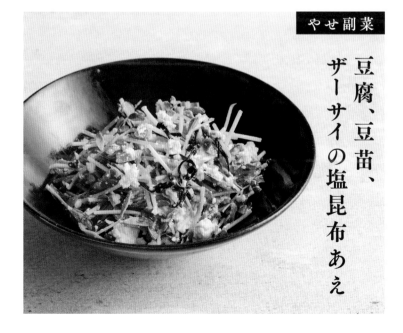

やせ副菜

豆腐、豆苗、ザーサイの塩昆布あえ

材料と下準備　2食分

木綿豆腐 … 1/3丁（100g）
▶ ペーパータオルで水けを拭く

豆苗 … 1/2パック
▶ 根元を落とし、長さを3等分に切る

味つきザーサイ … 10g
▶ 粗みじん切りにする

A 塩昆布 … 5g
　 ごま油 … 大さじ1

作り方

1 ボウルに豆腐を入れてスプーンでつぶし、豆苗、ザーサイ、**A**を加えてさっと混ぜる。

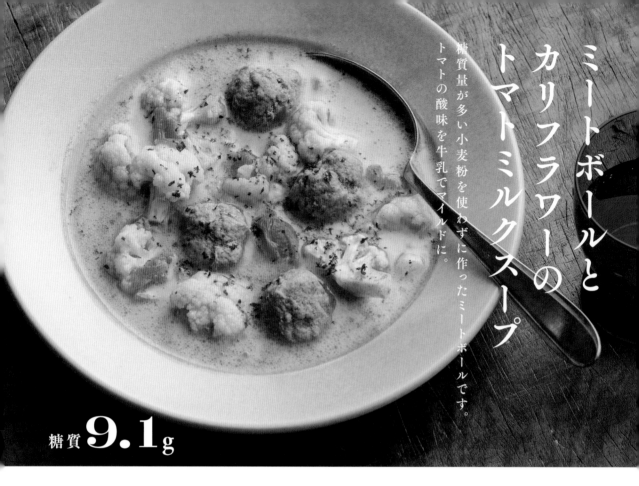

ミートボールと
カリフラワーの
トマトミルクスープ

糖質量が多い小麦粉を使わずに作ったミートボールです。トマトの酸味を牛乳でマイルドに。

糖質 **9.1**g

材料と下準備　2食分

ミートボール
- **豚ひき肉** … 200g
- にんにく（すりおろし）… 小さじ1/4
- 酒 … 大さじ1
- 塩 … 小さじ1/4
- こしょう … 少々

　▶ よく練り混ぜ、8等分の目安をつける

カリフラワー … 150g

　▶ 小房に分ける

A ホールトマト缶 … 150g
- ローリエ … 1枚
- 水 … 150mℓ
- 塩 … 小さじ1/2
- こしょう … 少々

牛乳 … 150mℓ

パセリ（みじん切り・好みで）… 少々

冷蔵保存	約 **3** 日
冷凍保存	約 **1** か月

作り方

1 鍋にAを入れ、トマトの身を木べらでつぶしながら中火で煮立て、ミートボールのたねを1/8量ずつ取り、ざっとまとめながら加える。再び煮立ったら弱火にしてふたをし、2〜3分煮る。

2 ミートボールのたねの色が変わったらカリフラワーを加え、同様に7〜8分煮る。全体に火が通ったらふたを取り、牛乳を加えて温める。

3 いただくときにパセリを散らす。

Note

・保存する場合は**2**で止めます。

・牛乳の代わりに無調整豆乳で作ると糖質量を少し抑えることができます。

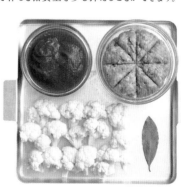

材料と下準備　2食分

豚ひき肉 … 100g

木綿豆腐 … 2/3丁（200g）
▶ ひと口大に切る

細ねぎ … 1束
▶ 長さ3cmに切る

にんにく … 1かけ
▶ みじん切りにする

しょうが … 1かけ
▶ みじん切りにする

ごま油 … 大さじ1/2

豆板醤 … 小さじ1/4

A 水 … 400ml
　酒 … 大さじ1
　オイスターソース … 大さじ1
　しょうゆ … 小さじ1
　鶏がらスープの素（顆粒）
　　… 小さじ1/2

作り方

1 鍋にごま油、豆板醤、にんにく、しょうがを入れて弱火で熱し、香りが立ったら中火にして、ひき肉を炒める。

2 ひき肉の色が変わったら**A**を加えて煮立て、豆腐を加える。再び煮立ったら弱火にしてふたをし、5〜6分煮る。

3 豆腐が温まったらふたを取り、細ねぎを加えてさっと煮る。

Note
・木綿豆腐の代わりに厚揚げ180gにするとボリュームがさらに増します。
・仕上げにラー油や粉山椒を加えてもOK。

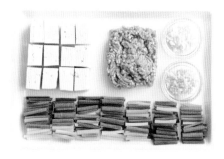

冷蔵保存	約**3**日
冷凍保存	**不可**

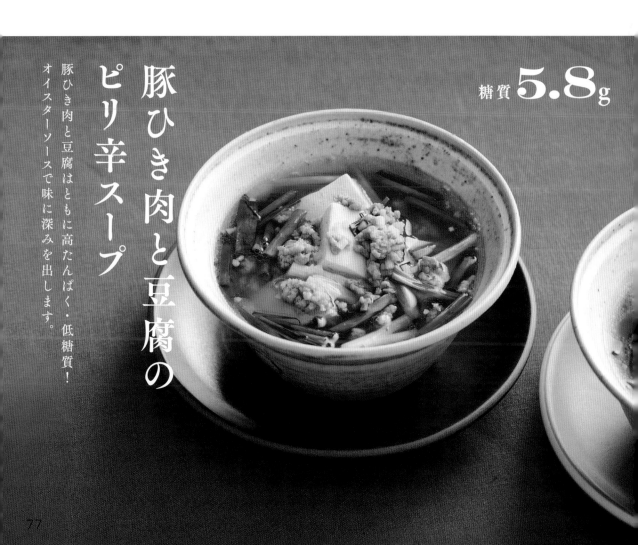

糖質 **5.8**g

豚ひき肉と豆腐のピリ辛スープ

豚ひき肉と豆腐はともに高たんぱく・低糖質！オイスターソースで味に深みを出します。

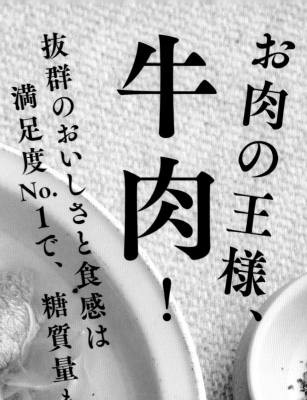

お肉の王様、牛肉！

抜群のおいしさと食感は
満足度No.1で、糖質量も少なめです。

糖質 **4.1**g

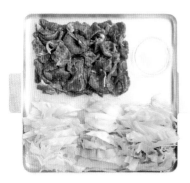

牛肉とレタスのレモンペッパースープ

牛肉は部位によって多少の違いはありますが低糖質。
シャキシャキのレタスが食感のアクセントに。

材料と下準備　2食分

牛切り落とし肉 … 150g
▶ 大きい場合は食べやすい長さに切る

レタス … 葉2枚（100g）
▶ 長さ8cm、幅1cmに切る

A 水 … 400mℓ
　白ワイン（または酒）… 大さじ1
　洋風スープの素（顆粒）
　　… 小さじ1
　塩 … 小さじ1/3
　こしょう … 少々

レモン果汁 … 大さじ1
粗びき黒こしょう … 少々

作り方

1 鍋にAを入れて中火で煮立て、牛肉を加えてさっと煮る。火が通ったらレタスを加え、少ししんなりしたらレモン果汁を加える。

2 いただくときに粗びき黒こしょうをふる。

Note

・保存する場合は1で止めます。
・牛肉はあくが出やすいので、出てきたら丁寧にとるようにしましょう。
・レタスの代わりに豆苗やブロッコリー100gでもOK。
・中華風にしても合います。その場合、Aを水400mℓ、酒大さじ1、しょうゆ大さじ1/2、鶏がらスープの素（顆粒）小さじ1、塩・こしょう各少々にし、さらにレモン果汁をごま油小さじ1にしてください。

冷蔵保存	約4日
冷凍保存	約1か月

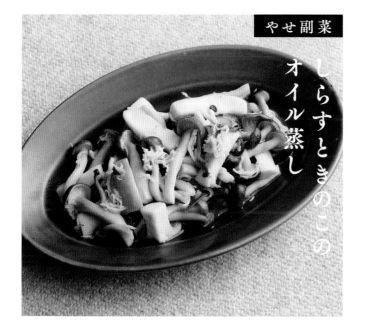

やせ副菜

しらすときのこのオイル蒸し

材料と下準備　2食分

しらす干し … 10g
しめじ … 1パック（100g）
▶ 石づきを取って小房に分ける

エリンギ … 1パック（100g）
▶ 長さを半分に切ってから
4〜6つ割りにする

にんにく … 1かけ
▶ 包丁の腹を当ててつぶす

A オリーブオイル … 大さじ1
　塩 … 小さじ1/4
　こしょう … 少々

作り方

1 鍋にしらす、しめじ、エリンギ、にんにくを入れ、Aをかける。ふたをして中火で熱し、鍋が温まったら弱火にして7〜8分蒸し煮にする。

牛肉とオクラの和風スープ

オクラも糖質量の少ない野菜。大きく切って歯ごたえを出します。

材料と下準備　2食分

牛切り落とし肉 … 150g
　▶ 大きい場合は食べやすい長さに切る

オクラ … 8本
　▶ がくをむき、縦半分に切る

サラダ油 … 大さじ1/2

A だし汁 … 400㎖
　├ しょうゆ … 大さじ1/2
　└ 塩 … 小さじ1/3

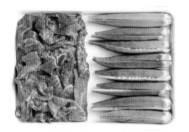

作り方

1 鍋にサラダ油を中火で熱し、牛肉を炒める。

2 牛肉の色が変わったらAを加えて煮立て、オクラを加える。再び煮立ったら弱火にし、3分ほど煮る。

Note

・低糖質＆ネバネバ食材のなめこやめかぶなど100gを追加してもおいしいです。

冷蔵保存	約4日
冷凍保存	約1か月

糖質**4.5**g

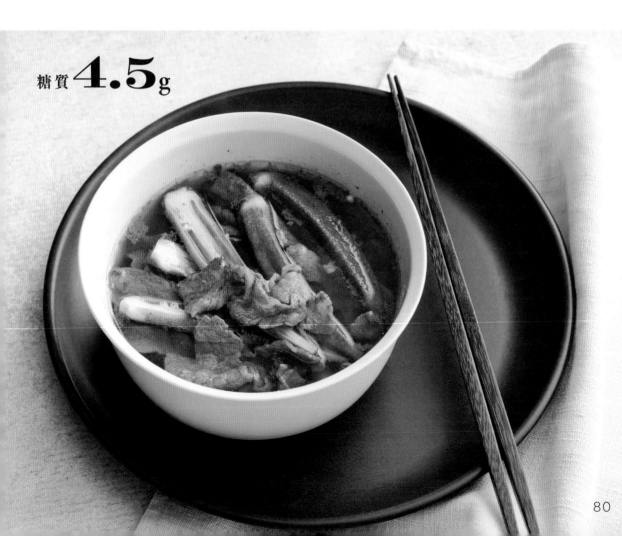

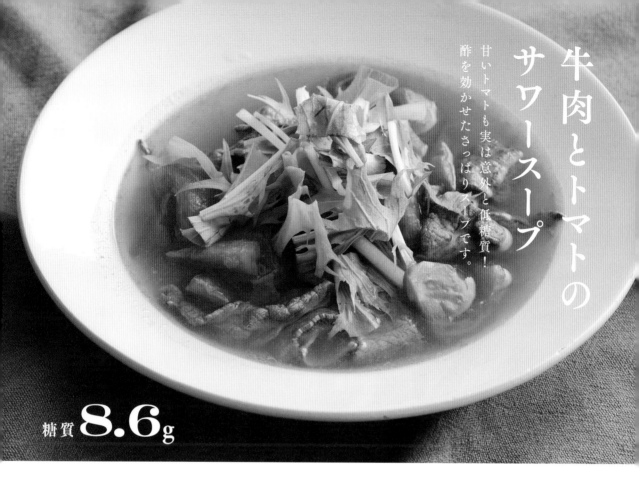

牛肉とトマトの
サワースープ

甘いトマトも実は意外と低糖質！
酢を効かせたさっぱりスープです。

糖質 **8.6**g

材料と下準備 2食分

牛切り落とし肉 … 150g
　▶ 大きい場合は食べやすい長さに切る

トマト … 1個
　▶ 8等分のくし形切りにしてから
　　長さを半分に切る

にんにく … 1かけ
　▶ 薄切りにする

サラダ油 … 大さじ1/2

A 水 … 400mℓ
　白ワイン（または酒）… 大さじ1
　洋風スープの素（顆粒）
　　… 小さじ1
　塩 … 小さじ1/3
　こしょう … 少々

酢 … 大さじ1

水菜 … 1/6束（30g）
　▶ 長さ3cmに切る

冷蔵保存	約**4**日
冷凍保存	不可

作り方

1 鍋にサラダ油とにんにくを入れて弱火で熱し、香りが立ったら中火にして、牛肉をさっと炒める。

2 牛肉の色が変わったら**A**を加えて煮立て、トマトを加える。再び煮立ったらさっと煮て、酢を加えてひと煮立ちさせる。

3 いただくときに水菜をのせる。

Note

・保存する場合は**2**で止めます。

・トマトは水分が多いので冷凍保存は避けましょう。

・トマトの代わりにセロリやさやいんげん100gで作っても合います。

・サラダ油の代わりにバター10g、酢の代わりに粒マスタード大さじ1にしても。

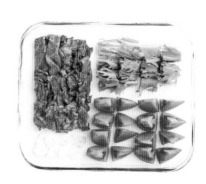

加工肉のベーコンとソーセージは

ともに低糖質！うまみも食べごたえもあるのでダイエット中におすすめ。

糖質 **8.9**g

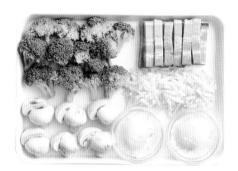

カルボナーラ風スープ

ベーコンの糖質量は100g当たり2.6gと低め！ うまみが強く、炒めると香ばしさも加わり、スープには打ってつけの食材です。

冷蔵保存	約 **3**日
冷凍保存	約 **1**か月

材料と下準備　2食分

ブロックベーコン … 100g
▶ 1cm角の棒状に切る

ブロッコリー … 100g
▶ 小房に分ける

マッシュルーム … 6個
▶ 石づきを落として半分に切る

ピザ用チーズ … 50g

オリーブオイル … 大さじ1/2

A 水 … 200㎖
├ 塩 … 小さじ1/4
└ こしょう … 少々

牛乳 … 200㎖

温泉卵 … 2個
▶ 小さめの容器に1個ずつ割り入れる

粗びき黒こしょう … 少々

作り方

1 鍋にオリーブオイルを中火で熱し、ベーコンを炒める。

2 ベーコンに焼き色がついたら**A**を加えて煮立て、ブロッコリーとマッシュルームを加える。再び煮立ったら弱火にしてふたをし、7〜8分煮る。

3 全体に火が通ったらふたを取り、牛乳を加えて温め、ピザ用チーズを加えてさっと煮る。

4 いただくときに温泉卵をのせ、粗びき黒こしょうをふる。

Note

・保存する場合は**3**で止めます。

・温泉卵は市販品でOK。糖質量は控えつつ、たんぱく質がしっかり摂れます。

・濃厚な味が好みであれば、牛乳の1/2量を生クリームにしても構いません。

やせ副菜

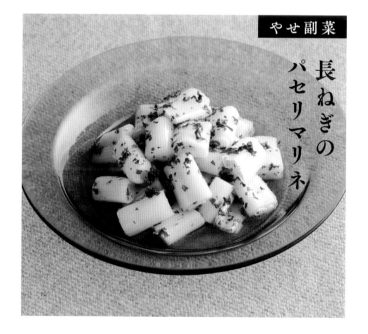

長ねぎのパセリマリネ

材料と下準備　2食分

長ねぎ … 2本
▶ 長さ3cmに切る

パセリ（みじん切り） … 大さじ1

A オリーブオイル … 大さじ1
├ 酢 … 小さじ2
├ 塩 … 小さじ1/4
└ こしょう … 少々

作り方

1 耐熱ボウルに長ねぎと**A**を入れてさっと混ぜ、ふんわりとラップをして電子レンジで3〜4分加熱する。

2 長ねぎがしんなりしたらパセリを加え、さっと混ぜる。

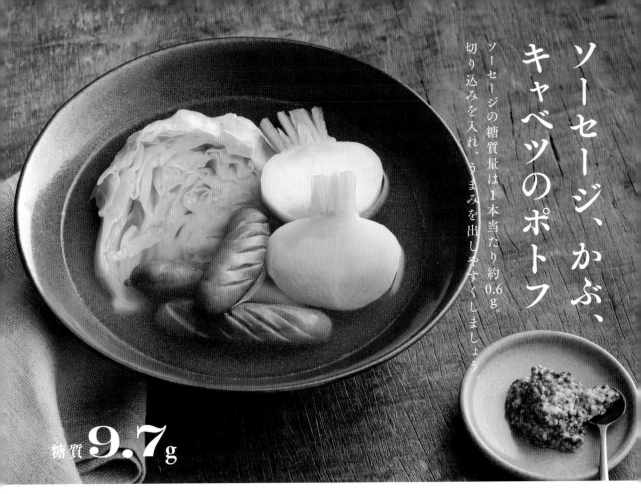

ソーセージ、かぶ、キャベツのポトフ

ソーセージの糖質量は1本当たり約0.6g。切り込みを入れ、うまみを出しやすくしましょう。

糖質 **9.7**g

材料と下準備　2食分

ウインナソーセージ … 6本
　▶ 5mm間隔で浅い切り込みを斜めに入れる

かぶ … 2個（200g）
　▶ 茎は2cmほど残し、縦半分に切る

キャベツ … 1/6個（200g）
　▶ 芯をつけたまま2等分のくし形切りにする

A 水 … 500mℓ
　洋風スープの素（顆粒）… 小さじ1
　塩 … 小さじ1/3
　こしょう … 少々

粒マスタード … 適量

冷蔵保存	約**4**日
冷凍保存	約**1**か月

作り方

1 鍋に**A**を入れて中火で煮立て、ソーセージ、かぶ、キャベツを加える。再び煮立ったら弱火にしてふたをし、全体に火が通るまで12分ほど煮る。

2 いただくときに粒マスタードを添える。

Note
・保存する場合は**1**で止めます。
・かぶまたはキャベツの代わりにブロッコリーやカリフラワー100gでも。根菜類は糖質量がやや多いので、使用量に注意してください。
・粒マスタードは加えすぎると糖質量が増えるので気をつけましょう。

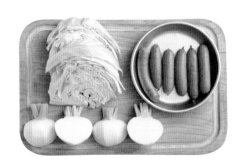

ソーセージ、カリフラワー、ズッキーニの豆乳みそバタースープ

豆乳＋みそ＋バターはおいしいトリオ！食べごたえのある食材を組み合わせました。

材料と下準備　2食分

ウインナソーセージ … 4本
▶ 幅1cmの斜め切りにする

カリフラワー … 80g
▶ 小房に分ける

ズッキーニ … 2/3本
▶ ひと口大の乱切りにする

だし汁 … 200㎖

みそ … 大さじ1と1/3

無調整豆乳 … 200㎖

バター … 10g

作り方

1 鍋にだし汁を入れて中火で煮立て、ソーセージ、カリフラワー、ズッキーニを加える。再び煮立ったら弱火にしてふたをし、7〜8分煮る。

2 全体に火が通ったらふたを取り、みそを溶き入れる。豆乳を加えて温め、バターを加える。

Note

・カリフラワーまたはズッキーニの代わりにキャベツや水菜、きのこ類で作っても合います。その場合は100gを目安に使用しましょう。

・みその代わりにしょうゆ大さじ1、または塩小さじ1/3で味つけしても美味。

冷蔵保存	約 **3**日
冷凍保存	不可

糖質 **10.0**g

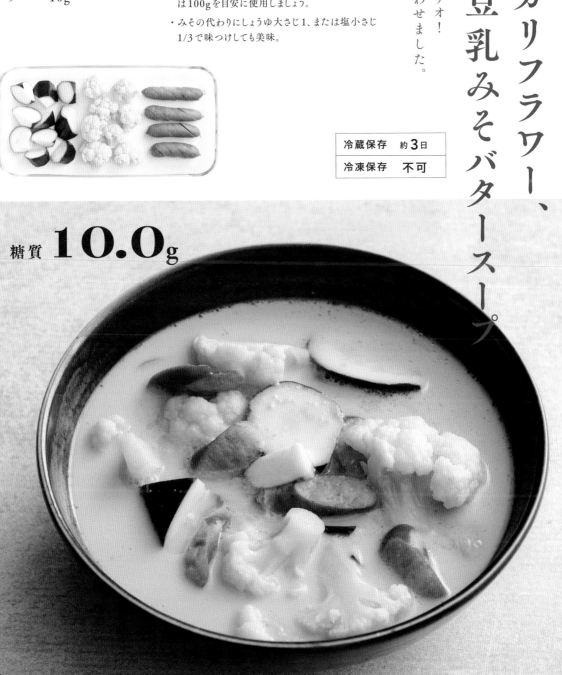

鮭は低糖質でくせがなく、

価格も手頃なのがメリット!
糖質オフに欠かせない魚です。

糖質 **9.7**g

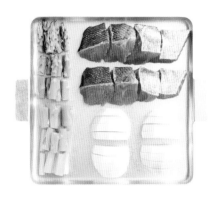

鮭、かぶ、アスパラガスの バターじょうゆスープ

バターは満足度を高めながら糖質量は抑えめという、うれしい食材。鮭のおいしさを引き立ててくれます。

材料と下準備　2食分

生鮭（切り身）… 2切れ
　▶ ひと口大に切り、塩小さじ1/4、こしょう少々をふる

かぶの根 … 2個分（160g）
　▶ 厚さ1cmの半月切りにする

グリーンアスパラガス … 5本
　▶ 根元を落とし、根元から1/3ほどのところまで薄く皮をむき、長さ3cmに切る

バター … 10g

A だし汁 … 400mℓ
　酒 … 大さじ1
　しょうゆ … 大さじ1/2
　塩 … 小さじ1/4

作り方

1 鍋にバターを中火で溶かし、鮭を皮目から入れて焼き、焼き色がついたら上下を返す。

2 **A**を加えて煮立て、かぶの根とアスパラガスを加える。再び煮立ったら弱火にしてふたをし、全体に火が通るまで7～8分煮る。

Note
・しょうゆの代わりにナンプラー大さじ1/2にしても合います。

冷蔵保存	約 **4** 日
冷凍保存	約 **1** か月

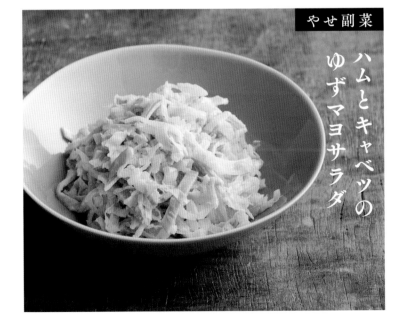

やせ副菜

ハムとキャベツの ゆずマヨサラダ

材料と下準備　2食分

ハム … 3枚
　▶ 半分に切ってから幅5mmに切る

キャベツ … 葉小4枚（200g）
　▶ 長さ6cm、幅3mmに切り、塩小さじ1/4をまぶして10分ほどおき、しんなりしたら水けを絞る

A マヨネーズ … 大さじ1と1/3
　ゆずこしょう … 小さじ1/4

作り方

1 ボウルに**A**を入れて混ぜ、ハムとキャベツを加えてさっとあえる。

鮭缶とほうれん草の ミルクスープ

凝縮されたうまみは鮭缶ならでは！
カルシウムやマグネシウムも生鮭より豊富です。

材料と下準備　2食分

鮭缶（水煮）… 1缶（180g）

ほうれん草 … 1/2束（100g）

▶ 長さ5cmに切り、水に5分ほど
　さらして水けをきる

玉ねぎ … 1/6個

▶ 幅5mmに切る

オリーブオイル … 大さじ1/2

A 水 … 200mℓ

　牛乳 … 200mℓ

　洋風スープの素（顆粒）
　　　… 小さじ1

　塩 … 小さじ1/3

　こしょう … 少々

作り方

1 鍋にオリーブオイルを中火で熱
し、玉ねぎを炒める。

2 玉ねぎがしんなりしたら**A**と鮭
（缶汁ごと）を加え、鮭の身を粗
くほぐす。煮立ったら弱火にし、
ほうれん草を加えてさっと煮る。

Note

・ほうれん草の代わりに白菜や青梗菜100g
　で作ってもOK。

・玉ねぎを炒めたあと、カレー粉少々を足して
　さっと炒め、カレー風味にしても合います。

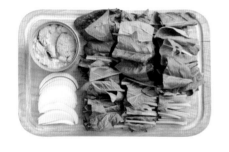

冷蔵保存	約**3**日
冷凍保存	約**1**か月

糖質**9.6**g

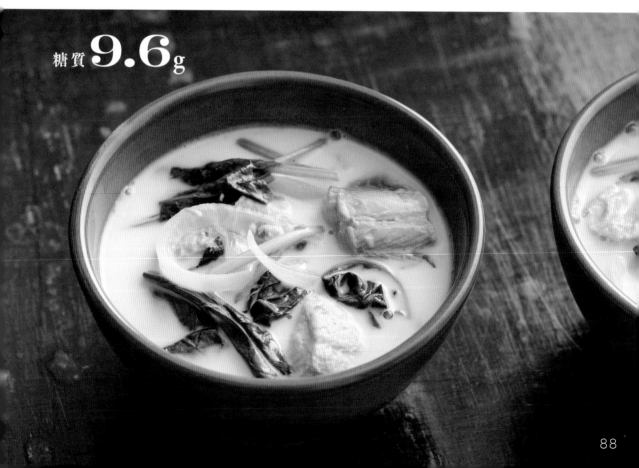

糖質 **6.0**g

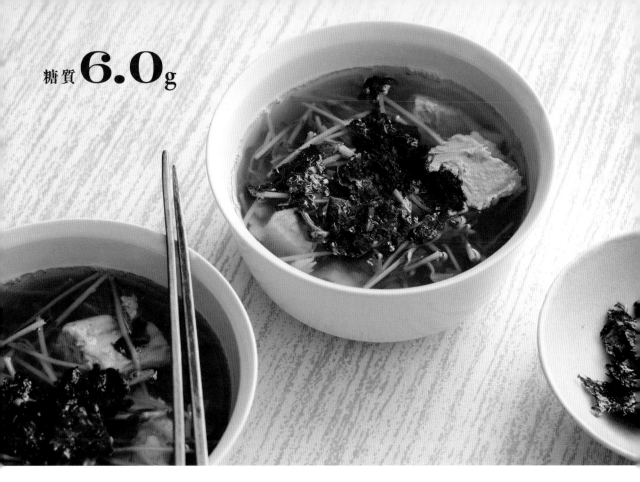

材料と下準備　2食分

鮭缶（水煮）… 1缶（180g）

豆苗 … 1パック
▶ 根元を落とし、長さを3等分に切る

A にんにく（すりおろし）… 小さじ1/2
水 … 400ml
酒 … 大さじ1
しょうゆ … 大さじ1/2
鶏がらスープの素（顆粒）
　　… 小さじ1/2
塩 … 小さじ1/3

韓国のり… 3枚
▶ ちぎる

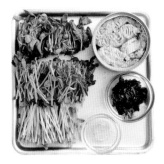

作り方

1 鍋にＡを入れて中火で煮立て、鮭（缶汁ごと）を加えて鮭の身を粗くほぐす。再び煮立ったら豆苗を加え、さっと煮る。

2 いただくときに韓国のりをのせる。

Note
・保存する場合は**1**で止めます。
・豆苗の代わりにもやしや長ねぎ、小松菜100gにしてもおいしいです。
・韓国のりがない場合は、焼きのり（全形）1/4枚でも構いません。

鮭缶と豆苗の韓国のりスープ

豆苗を食感のアクセントにしつつ風味の強い韓国のりで満足感をアップさせます。

| 冷蔵保存 | 約**4**日 |
| 冷凍保存 | 約**1**か月 |

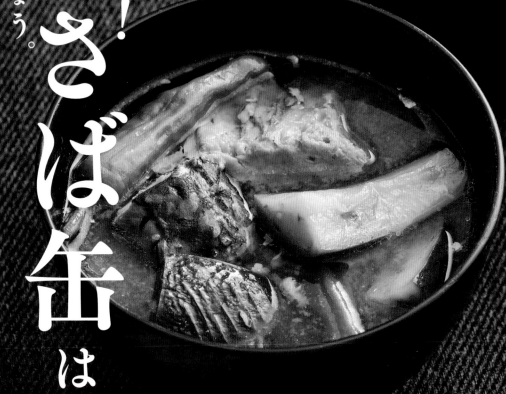

糖質オフなら
「水煮」を選んで！
使い道が豊富なさば缶は

ダイエット中には
常備しておきましょう。

糖質 **9.0**g

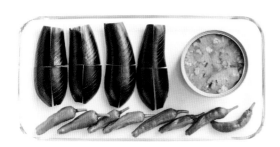

さば缶となすの
みそ汁

さばの缶汁ごと使えば、
だし汁がなくてもうまみたっぷりのみそ汁に！

材料と下準備 2食分

さば缶（水煮）… 1缶（200g）

なす … 2本

▶ 長さを半分に切って4つ割りにし、皮目に3mm間隔で浅い切り込みを斜めに入れ、水に5分ほどさらして水けをきる

しし唐辛子 … 8本

▶ へたの先を少し落とし、切り込みを1本入れる

サラダ油 … 大さじ1/2

水 … 400mℓ

みそ … 大さじ1と1/2

作り方

1 鍋にサラダ油を中火で熱し、なすを炒める。油が回ったら、しし唐辛子を加えてさっと炒め合わせる。

2 水とさば（缶汁ごと）を加え、さばの身を粗くほぐす。煮立ったら弱火にしてふたをし、5〜6分煮る。

3 全体に火が通ったらふたを取り、みそを溶き入れる。

冷蔵保存	約**3**日
冷凍保存	約**1**か月

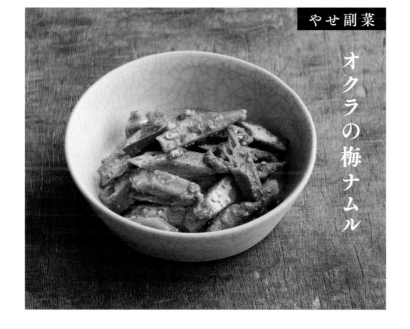

やせ副菜

オクラの梅ナムル

材料と下準備 2食分

オクラ … 10本

▶ がくをむく

梅干し … 1個（12g）

▶ 種を取り、果肉を包丁でたたく

A すりごま（白）… 小さじ1

ごま油 … 小さじ2

塩 … 少々

作り方

1 鍋に湯を沸かし、オクラをさっとゆでてざるに上げ、水けをきる。粗熱がとれたら3等分の斜め切りにする。

2 ボウルにオクラ、梅干し、Aを入れてさっと混ぜる。

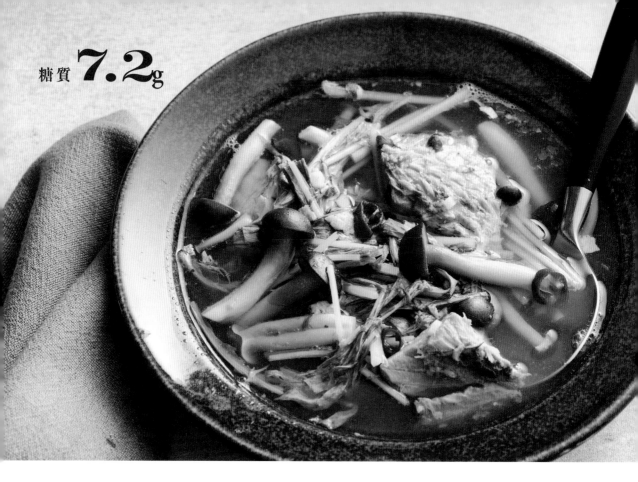

糖質 **7.2**g

材料と下準備　2食分

さば缶（水煮）… 1缶（200g）

しめじ … 1パック（100g）
　▶ 石づきを取って小房に分ける

水菜 … 1/2束（100g）
　▶ 長さ5cmに切る

にんにく … 1かけ
　▶ みじん切りにする

赤唐辛子 … 1本
　▶ 種を取って小口切りにする

オリーブオイル … 大さじ1/2

A 水 … 400mℓ
　塩 … 小さじ1/2
　こしょう … 少々

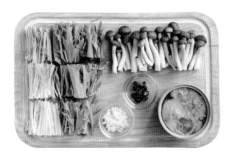

作り方

1　鍋にオリーブオイル、にんにく、赤唐辛子を入れて弱火で熱し、香りが立ったら中火にして、しめじを炒める。

2　しめじがしんなりしたら**A**とさば（缶汁ごと）を加え、さばの身を粗くほぐす。煮立ったら弱火にし、2〜3分煮て、水菜を加えてさっと煮る。

Note

・辛いのが苦手な方は、赤唐辛子の量を調整してください。

さば缶、しめじ、水菜のペペロンスープ

にんにくと赤唐辛子を弱火でよく炒めるのが大事！風味が増し、さば缶の臭みが消えます。

冷蔵保存	約 **4** 日
冷凍保存	約 **1** か月

さば缶とピーマンの エスニックスープ

香りの強いピーマンとナンプラーで全体をまとめます。ピーマンは低糖質なので、たっぷり食べても安心!

材料と下準備 2食分

さば缶(水煮) … 1缶(200g)

ピーマン … 5個

▶ 縦半分に切ってから横に幅1cmに切る

サラダ油 … 小さじ1

A 水 … 400㎖

ナンプラー … 大さじ1と1/2

酒 … 大さじ1

こしょう … 少々

作り方

1 鍋にサラダ油を中火で熱し、ピーマンを炒める。

2 全体に油が回ったら**A**とさば(缶汁ごと)を加え、さばの身を粗くほぐす。煮立ったら弱火にしてふたをし、5〜6分煮る。

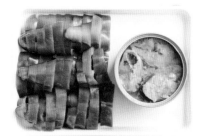

冷蔵保存	約 **4**日
冷凍保存	約 **1**か月

糖質 **7.3**g

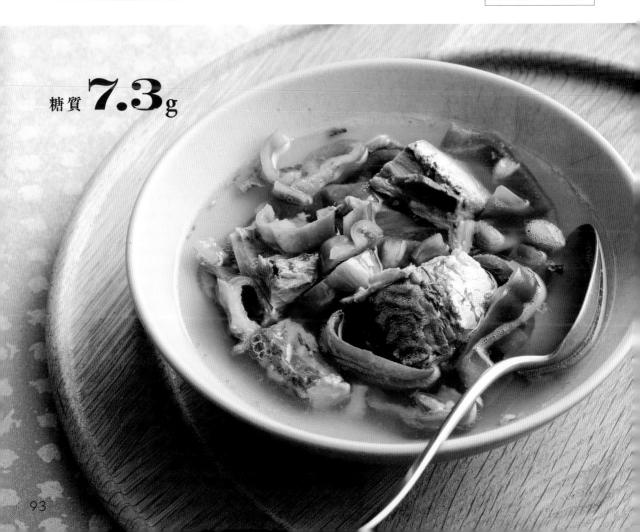

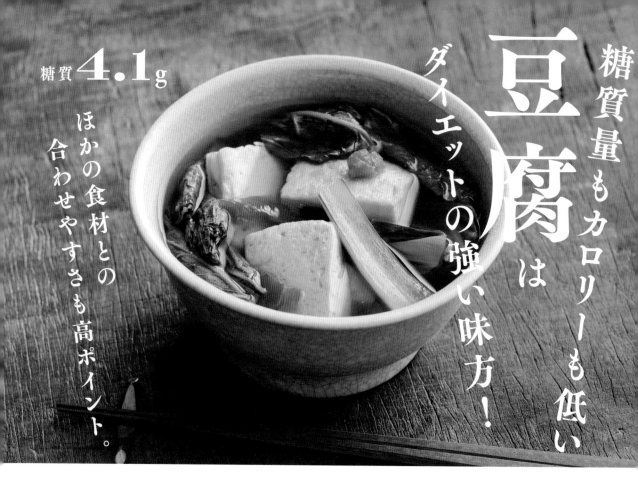

糖質 **4.1**g

ほかの食材との合わせやすさも高ポイント。

糖質量もカロリーも低い豆腐はダイエットの強い味方！

絹ごしより食べごたえがあってダイエットに最適。

木綿豆腐は100g当たり糖質量0.8g。

豆腐と小松菜の梅スープ

材料と下準備　2食分

木綿豆腐 … 2/3丁（200g）
　▶ペーパータオルで水けを拭き、ひと口大に切る

小松菜 … 1束（200g）
　▶長さ5cmに切る

梅干し … 1個（12g）
　▶種を取り、果肉をちぎる

ごま油 … 小さじ1

だし汁 … 400㎖

A しょうゆ … 小さじ2
　└ 塩 … 小さじ1/3

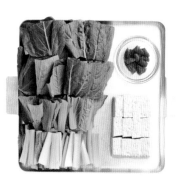

作り方

1 鍋にごま油を中火で熱し、豆腐を入れて両面を焼く。

2 豆腐に焼き色がついたらだし汁を加えて煮立て、小松菜を加える。再び煮立ったら弱火にしてふたをし、5〜6分煮る。

3 小松菜がしんなりしたらふたを取り、梅干しと**A**を加えてさっと煮る。

Note

・梅干しは塩分8％のものを使用。お使いの梅干しの塩分に合わせて塩の量を調整してください。

・小松菜の代わりにかぶや大根200gにしてもOK。

・小松菜といっしょにカットわかめ（乾燥）小さじ2を戻さずに加えても合います。

冷蔵保存	約 **3** 日
冷凍保存	不可

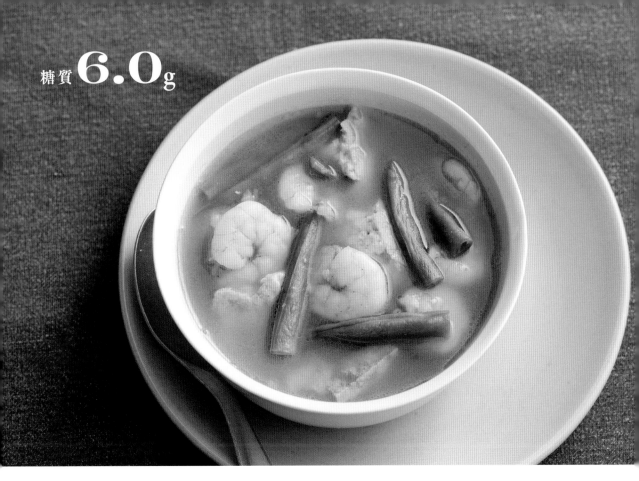

糖質 **6.0**g

厚揚げとえびのカレースープ

厚揚げはちぎることで味がよくなじみます。低糖質なえびと合わせてどうぞ！

材料と下準備　2食分

厚揚げ … 1枚（180g）
▶ 食べやすい大きさにちぎる

むきえび … 100g
▶ 片栗粉適量をもみ込んでよく洗い、ペーパータオルで水けを拭く

さやいんげん … 10本（80g）
▶ 長さを3等分に切る

にんにく … 1かけ
▶ みじん切りにする

サラダ油 … 大さじ1/2

A 水 … 400mℓ
　カレー粉 … 大さじ1/2
　洋風スープの素（顆粒）… 小さじ1
　塩 … 小さじ1/2
　こしょう … 少々

作り方

1 鍋にサラダ油を弱火で熱し、にんにくを炒める。香りが立ったら中火にしてえびを加え、さっと炒め合わせる。

2 **A**を加えて煮立て、厚揚げとさやいんげんを加える。再び煮立ったら弱火にしてふたをし、全体に火が通るまで10分ほど煮る。

| 冷蔵保存 | 約 **3**日 |
| 冷凍保存 | 約 **1**か月 |

新谷友里江

料理家、管理栄養士。祐成陽子クッキングアートセミナー卒業後、同校講師、アシスタントを経て独立。料理雑誌をはじめ、ファッション誌、広告などのレシピ開発、フードスタイリング、フードコーディネートを中心に活躍中。作りやすく、野菜をふんだんに使った家庭料理を得意とし、2児の母親としての経験を活かしながら、子ども向け、家庭向けのレシピに力を入れている。著書に『コンテナですぐできるレンチンひとり分ごはん』（主婦と生活社）など多数。

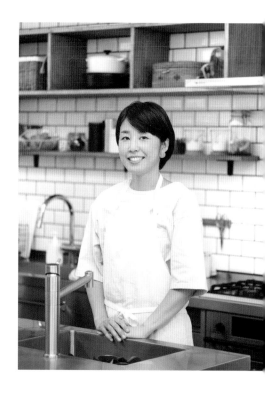

作りおき やせスープ

著　者　新谷友里江
編集人　束田卓郎
発行人　倉次辰男
発行所　株式会社主婦と生活社
　　　　〒104-8357 東京都中央区京橋3-5-7
　　　　［編集部］☎ 03-3563-5129
　　　　［販売部］☎ 03-3563-5121
　　　　［生産部］☎ 03-3563-5125
　　　　https://www.shufu.co.jp
製版所　東京カラーフォト・プロセス株式会社
印刷所　共同印刷株式会社
製本所　株式会社若林製本工場

ISBN978-4-391-15876-2

調理補助　梅田莉奈　小柳まどか　今牧美幸
撮影　鈴木静華
スタイリング　来住昌美
デザイン　高橋朱里（マルサンカク）
文　佐藤友恵
栄養計算　新谷友里江
校閲　安藤尚子　泉敏子
編集　小田真一

読者アンケートにご協力ください

この度はお買い上げいただきありがとうございました。『作りおき やせスープ』はいかがだったでしょうか？ 右のQRコードからアンケートにお答えいただけると幸いです。今後のより良い本作りに活用させていただきます。所要時間は5分ほどです。

＊このアンケートは編集作業の参考にするもので、ほかの目的では使用しません。詳しくは当社のプライバシーポリシー（https://www.shufu.co.jp/privacy/）をご覧ください。